U0232630

中国科普大奖图书典藏书系编委会

（以姓氏笔画为序）

顾　　问	王麦林	王梓坤	王绶琯	杨叔子
	杨振宁	张景中	章道义	
主　　任	叶永烈	刘嘉麒		
副 主 任	卞毓麟	石顺科	何　龙	
编　　委	王直华	尹传红	曲　颖	任福君
	刘华杰	刘兴诗	李　元	李毓佩
	吴　岩	吴国盛	张之路	张开逊
	陈芳烈	林之光	金　涛	孟　雄
	星　河	夏　航	郭曰方	隋国庆
	董仁威	焦国力		

选题策划	何　龙	何少华	
执行策划	刘　辉	彭永东	高　然
编辑统筹	高　然		
装帧设计	胡　博		
督　印	刘春尧		
责任校对	蒋　静		

中国科普大奖图书典藏书系

血液
生命体内的河流

张大庆　梁永钰◎著

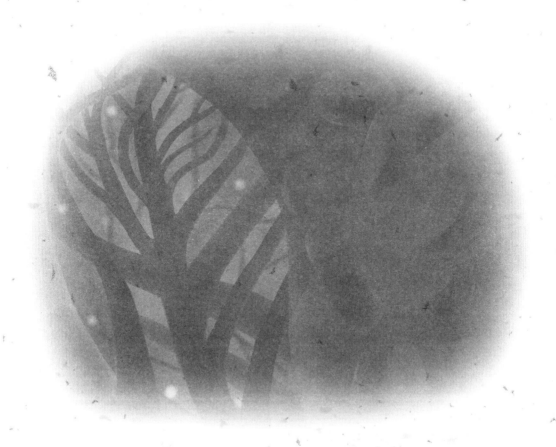

长江出版传媒　湖北科学技术出版社

图书在版编目（ＣＩＰ）数据

血液：生命体内的河流 / 张大庆，梁永钰著. —
武汉 ：湖北科学技术出版社，2017.4
（中国科普大奖图书典藏书系）
ISBN 978-7-5352-9315-2

Ⅰ．①血… Ⅱ．①张… ②梁… Ⅲ．①血液－普及读物
Ⅳ．①R322.2-49

中国版本图书馆CIP数据核字 (2017) 第012114号

责任编辑：刘 辉 高 然 傅 玲　　　　　　　　　封面设计：胡 博

出版发行：湖北科学技术出版社　　　　　　　电话：027-87679468
地　　 址：武汉市雄楚大街268号　　　　　　邮编：430070
　　　　　（湖北出版文化城 B 座 13–14 层）
网　　 址：http://www.hbstp.com.cn

印　　 刷：武汉立信邦和彩色印刷有限公司　　　　　邮编：430026

700×1000　　　1/16　　　　　　10 印张　2 插页　134 千字
2017 年 4 月第 1 版　　　　　　　　2017 年 4 月第 1 次印刷
　　　　　　　　　　　　　　　　　　　定价：20.00 元

本书如有印装质量问题　可找本社市场部更换

总 序
ZONGXU

　　我热烈祝贺"中国科普大奖图书典藏书系"的出版!"空谈误国,实干兴邦。"习近平同志在参观《复兴之路》展览时讲得多么深刻!本书系的出版,正是科普工作实干的具体体现。

　　科普工作是一项功在当代、利在千秋的重要事业。1953年,毛泽东同志视察中国科学院紫金山天文台时说:"我们要多向群众介绍科学知识。"1988年,邓小平同志提出"科学技术是第一生产力",而科学技术研究和科学技术普及是科学技术发展的双翼。1995年,江泽民同志提出在全国实施科教兴国的战略,而科普工作是科教兴国战略的一个重要组成部分。2003年,胡锦涛同志提出的科学发展观则既是科普工作的指导方针,又是科普工作的重要宣传内容;不是科学的发展,实质上就谈不上真正的可持续发展。

　　科普创作肩负着传播知识、激发兴趣、启迪智慧的重要责任。"科学求真,人文求善",同时求美,优秀的科普作品不仅能带给人们真、善、美的阅读体验,还能引人深思,激发人们的求知欲、好奇心与创造力,从而提高个人乃至全民的科学文化素质。国民素质是第一国力。教育的宗旨,科普的目的,就是为了提高国民素质。只有全民的综合素质提高了,中国才有可能屹立于世界民族之林,才有可能实现习近平同志最近提出的中华民族的伟大复兴这个中国梦!

　　新中国成立以来,我国的科普事业经历了1949—1965年的创立与发展阶段;1966—1976年的中断与恢复阶段;1977—

1990 年的恢复与发展阶段；1990—1999 年的繁荣与进步阶段；2000 年至今的创新发展阶段。60 多年过去了，我国的科技水平已达到"可上九天揽月，可下五洋捉鳖"的地步，而伴随着我国社会主义事业日新月异的发展，我国的科普工作也早已是一派蒸蒸日上、欣欣向荣的景象，结出了累累硕果。同时，展望明天，科普工作如同科技工作，任务更加伟大、艰巨，前景更加辉煌、喜人。

"中国科普大奖图书典藏书系"正是在这 60 多年间，我国高水平原创科普作品的一次集中展示，书系中一部部不同时期、不同作者、不同题材、不同风格的优秀科普作品生动地反映出新中国成立以来中国科普创作走过的光辉历程。为了保证书系的高品位和高质量，编委会制定了严格的选编标准和原则：一、获得图书大奖的科普作品、科学文艺作品（包括科幻小说、科学小品、科学童话、科学诗歌、科学传记等）；二、曾经产生很大影响、入选中小学教材的科普作家的作品；三、弘扬科学精神、普及科学知识、传播科学方法，时代精神与人文精神俱佳的优秀科普作品；四、每个作家只选编一部代表作。

在长长的书名和作者名单中，我看到了许多耳熟能详的名字，备感亲切。作者中有许多我国科技界、文化界、教育界的老前辈，其中有些已经过世；也有许多一直为科普事业辛勤耕耘的我的同事或同行；更有许多近年来在科普作品创作中取得突出成绩的后起之秀。在此，向他们致以崇高的敬意！

科普事业需要传承，需要发展，更需要开拓、创新！当今世界的科学技术在飞速发展、日新月异，人们的生活习惯和工作节奏也随着科学技术的进步在迅速变化。新的形势要求科普创作跟上时代的脚步，不断更新、创新。这就需要有更多的有志之士加入到科普创作的队伍中来，只有新的科普创作者不断涌现，新的优秀科普作品层出不穷，我国的科普事业才能继往开来，不断焕发出新的生命力，不断为推动科技发展、为提高国民素质做出更好、更多、更新的贡献。

"中国科普大奖图书典藏书系"承载着新中国成立60多年来科普创作的历史——历史是辉煌的，今天是美好的！未来是更加辉煌、更加美好的。我深信，我国社会各界有志之士一定会共同努力，把我国的科普事业推向新的高度，为全面建成小康社会和实现中华民族的伟大复兴做出我们应有的贡献！"会当凌绝顶，一览众山小"！

中国科学院院士　　杨叔子 二〇一二
华中科技大学教授　　　　　九．廿八

第一章　为什么血液是红色的·······························001

　　辛勤的运输者——血中红细胞·······················003

　　氧气"运输队"的工作原理·························004

　　英勇的战士——血中白细胞·······················006

　　堵漏的快速反应部队——血小板···················008

　　为什么唾液可以止血，蚂蟥使人流血···············010

第二章　从神秘崇拜到科学探索·························014

　　早期人类社会对血液的崇拜·······················014

　　古代医学对血液的认识·························015

　　古希腊罗马医学对血液的认识···················017

　　阿拉伯医学·································020

　　显微镜的发明与血细胞的发现···················022

　　血液循环的发现·······························026

　　近代血液学的发展：新体液论的兴起···············031

第三章　现代血液学的建立·························035

　　骨髓造血功能的发现·························035

　　血细胞染色方法的建立·························037

　　血液形态学的发展·························040

　　血液细胞的计数·······························044

血液化学的研究 …………………………………………………… 046

第四章 输血：从观念到实践 ……………………………………… 053

血型的发现 …………………………………………………… 057

战争与输血 …………………………………………………… 063

中国的第一个血库 …………………………………………… 066

可怕的母婴血型不合 ………………………………………… 073

世界献血者日 ………………………………………………… 075

第五章 血液与疾病 ……………………………………………… 076

"皇室病"：血友病的故事 …………………………………… 076

发现维生素K：一项获奖者有争议的诺贝尔医学奖 ……… 083

贫 血 ………………………………………………………… 086

再生障碍性贫血：从居里夫人死因说起 …………………… 091

恶性贫血 ……………………………………………………… 096

白血病的发现 ………………………………………………… 099

白血病的预防 ………………………………………………… 102

白血病能遗传吗 ……………………………………………… 102

白血病的治疗 ………………………………………………… 104

第六章 血液与感染 ……………………………………………… 107

肝 炎 ………………………………………………………… 107

艾滋病和艾滋病病毒的发现 ………………………………… 111

艾滋病从何而来 ……………………………………………… 113

艾滋病秘密的发现者及优先权之争 ………………………… 115

艾滋病病毒的"画像" ………………………………………… 118

血液感染与艾滋病的传播 …………………………………… 120

怎样获得安全的血液供应 …………………………………… 123

艾滋病对中国的威胁 ………………………………………… 126

防止艾滋病：全球行动 ……………………………………… 128

　　如何防治艾滋病 ……………………………………… 130

第七章　血液与治疗 ………………………………………… 134

　　古老的放血疗法 …………………………………… 134

　　血清疗法 …………………………………………… 137

　　人工血液的发现 …………………………………… 141

　　骨髓移植和干细胞治疗 …………………………… 143

　　造血干细胞移植的过程 …………………………… 146

结　语 ………………………………………………………… 149

后　记 ………………………………………………………… 150

第一章　为什么血液是红色的

人类很早就知道血是红色的,也知道血液之于生命的重要,如果血流尽了,生命便随之逝去。对于人类生命来说血液是如此之重要,所以,在人类的语言中,关于血液的词汇十分丰富,如血气方刚、热血沸腾、呕心沥血等等。那么,血液为什么是红色的呢? 这是因为在血管中奔流的红细胞是血液最主要的构成,它占全部血液量的50%左右。所以,当这些红细胞悬浮在血浆中就使得血液成为红色的了。

红细胞的主要成分是一种名叫血红蛋白的物质,血红蛋白是一种含铁的结合蛋白质,由球蛋白和血红素组成,其中关键部分是能够携带氧分子的含铁血红素。由于每个红细胞有四个含铁血红素,所以一个红细胞可以携四个氧分子。红细胞的颜色因含氧量不同而稍有变化。在我们人体的血液中,所含氧气量的多寡,是决定血液颜色的关键因素之一。动脉血因含氧量高,所以颜色鲜红;静脉血含氧量少,所以颜色暗红。当我们不小

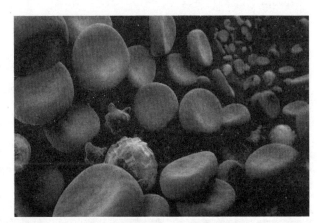

图1-1　在血管里的血细胞中,多数是红细胞,还有一些白细胞和血小板等

001

心划破皮肤时，从伤口处就会流出鲜红色的液体，这就是我们人体的血液。

一般我们在肉眼下看见的血液是红色的，然而，如果用显微镜看，血的颜色就变了，血不再是鲜红的，而变成淡黄色。因为在显微镜下，血液中的血细胞不像肉眼看见的那么密集，血液中还有其他的成分，而只有大量红细胞聚在一起时才显出红色。

血液是人体中最重要的组织之一，占成年人体重的 8 ％左右，相当于每千克体重中有 70～80 毫升的血液，也就是说一个体重 60 千克的成年人，体内约有 4500 毫升的血液。血液的成分可分为两部分：即细胞部分和非细胞部分。细胞部分中有红细胞、白细胞、血小板；非细胞部分为血浆。血浆的主要成分是水、氨基酸、糖类、脂类、维生素、无机盐等。如果我们把血液抽出一点放在试管中，几分钟后，血液就会凝固成血块，再过几个小时，血块收缩并析出浅黄色、不再凝固的液体，这就是血清。

> 血清：将血液取出体外，装入试管内放置约 10 分钟，它即凝固。凝固是纤维蛋白原变为不溶性的纤维蛋白的一种现象，细胞成分则被网络在纤维蛋白网眼之中，如果继续放置下去，纤维蛋白及细胞成分便发生回缩而附着在管壁上，并分离透明的液态成分，此液态成分称为血清（serum），即血清＝血浆－纤维蛋白（原）。

大多数动物的血液是红色的，然而，也有少数动物的血液不是红色的。例如，有一种生活在深海底处，名叫鲎的动物，它的血液就是蓝色的。这是因为鲎的红细胞内是一种血蓝蛋白而不是血红蛋白，这种血蓝蛋白含铜，呈蓝绿色，因此也叫铜蓝蛋白。这样的血液当然是蓝色的了。在非洲西北部山区还有一种过着原始生活的绿色人种。探险人员报告，这种绿色人总数不到三千，几乎绝种了。他们过着穴居生活，据说这些绿种人不仅像树叶一样绿，就连他们的血液，也是呈绿色的。

血液的颜色不仅可以直接影响到肤色，而且血液成分发生了变化，也会通过人体表面反映出来。举例来说，贫血的病人脸面苍白，这是由于贫血的人血液中红细胞数量减少所致；喝过酒或刚运动完的人心跳加快，血液循环加速，皮肤血流增加，所以肤色红润；黄疸性肝炎的病人因血液中的红细胞受到大量破坏，病人的皮肤、巩膜就会发黄。有些人看上去显得老气，除了与他的生活方式有关之外，也和他血液中的化学成分有关。英国伦敦帝国理工学院的科学家们认为，男性体内胆固醇水平过高使通向皮肤的毛细血管遭到破坏，从而使人生出皱纹并显得老气。那些看上去比实际年龄要老的男子，其体内的血红蛋白水平往往偏低。血红蛋白就是红血球中携带氧气的色素。除了从事强度运动外，多数男士并不需要补充太多的蛋白质，每日中等量的肉、禽、鱼、豆制品，加上适量的低脂奶制品就足够了。

辛勤的运输者——血中红细胞

红细胞又称为红血球，是血液中数量最多、存活的时间最久、行程最长、工作最繁忙的成员。

红细胞在血液总容量中的数量最多，以每立方毫米的血液计算，成年男子的红细胞数约为450万～550万个，平均为500万个，成年女子约有380万～450万个，平均为420万个。

红细胞在人体中负责运送氧气和二氧化碳。在电子显微镜下看，红细

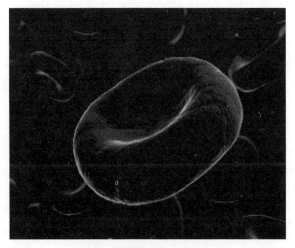

图1-2　红细胞在高倍显微镜下呈凹陷的圆盘状

胞的外形像一个中间凹陷的小红帽，直径只有 7 微米。生成红细胞的器官是骨髓，每秒钟骨髓可产生出 300 万个红细胞。刚从骨髓产生的红细胞体积较大，中间有个大的细胞核，当红细胞发育成熟进入血液后体积就变小了，中间的那个大细胞核也随之消失。成熟红细胞里的主要物质是血红蛋白。由于细胞核消失了，红细胞的身子也变得柔软起来，它可以通过很窄的毛细血管去接近每个组织细胞，把氧气和养料送给组织细胞，并将组织细胞代谢中产生的二氧化碳和废料带走。

满载着氧气的红细胞像一辆小车，靠心脏加给它的力量，在血管里勤快地滑行。红细胞可以自由地伸缩和弯曲，不管是多么细的血管，它都能通过。红细胞从组织细胞中带走二氧化碳来到肺部，通过肺部的气体交换，红细胞释放出二氧化碳，吸收了新鲜的氧气后继续奔忙，将氧气输送到机体的各组织。红细胞的平均寿命为 120 天。在这 120 天里，每个红细胞在血管内不知疲倦地循环运动达 30 万次，在完成了自己的历史使命之后悄然解体。死亡的红细胞被脾脏内的巨噬细胞吞食掉，红细胞留下的铁质可作为造血的再生原料。

氧气"运输队"的工作原理

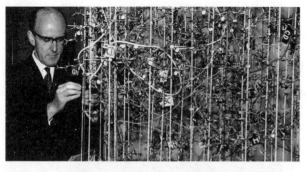

图1-3　佩鲁茨与他制做的第一个高清晰度血红蛋白
　　　　分子模型

我们体内，布满了无数条大大小小的血管。在这些血管里，血液一刻不停地流动着。血液循环运动的最重要功能就是不断向机体各器官的细胞输送氧气，同时将组织代谢的废物运送到肺、肾等器官，再通过这些器官将废物排出体外。

担任氧气和二氧化碳输送任务的是红细胞。红细胞里有血红素。血红素是血红蛋白分子上的主要稳定结构，为血红蛋白、肌红蛋白等的辅基。

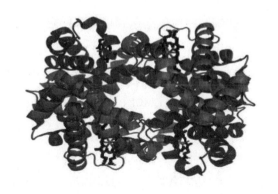

图1-4　血红蛋白的分子结构模式图（浅灰与深灰为血红蛋白的 α 和 β 亚单位，黑色为血红素）

早在1825年，恩格尔哈特（J. F. Engelhard）发现在几种动物的血红蛋白中，铁与蛋白质的比例是相同的。他从已知铁的原子量首先计算出了血红蛋白的分子质量。不过，恩格尔哈特的结论在当时的科学界并未得到认可，直至100年后，英国化学家阿代尔（Abdul Adair, 1896—1979）才证实了恩格尔哈特的结论是正确的。1840年，德国化学家许纳费尔德（Friedrich Ludwig Hünefeld, 1799—1882）发现血红蛋白的携氧功能。1959年，佩鲁茨（Max Perutz, 1914—2002）应用晶体X射线衍射方法测定了肌红蛋白（类似血红蛋白）的分子结构。这项工作导致他与约翰·肯德鲁荣获1962年诺贝尔化学奖。

血红蛋白的名称来自于单词血红素（heme）和珠蛋白（globin），反映了血红蛋白的每个亚基是具有嵌入式血红素基团的球状蛋白质。每个血红素组包含一个铁原子，可以通过离子诱导偶极力量结合一个氧分子。血红蛋白在哺乳动物中最常见的类型包括四个这样的亚单位。

血红素的性质十分活跃，它既能和氧结合在一起，也能和二氧化碳结合。和氧结合时，血液就变得鲜红，和二氧化碳结合时，血液就变成了暗红色。血红素既能和它们很快地结合，又能够和它们迅速地分开。当红细胞流经肺部的时候，它就跟氧结合在一起，然后随着血液循环把氧运送到人体

005

的各个角落里,让肌肉、骨骼、神经等细胞得到氧气,以便它们能够正常地工作。红细胞将氧气运送到指定部位后,就很快地和氧气分离,同时又立刻与这些细胞排出的二氧化碳结合,并将它们运送到肺部呼出体外。红细胞就是这样忠诚地把氧气运输给人身体组织的各部位,再从各部位运送出代谢产物二氧化碳,所以我们说:红细胞是我们人体内不可缺少的"运输队"。

然而,在某些情况下,红细胞也会误带上对人体有害的物质。例如,有一种称为一氧化碳的气体,也就是我们俗称的煤气,与血红蛋白的亲合力特别强。一氧化碳比氧气与血红蛋白的亲合力大200多倍。在自然状况下,大气中的一氧化碳气体含量较低,对人体没有什么影响,但是,如果在冬天密闭的屋子生火取暖,而通风条件又不好的话,室内因炭火燃烧所产生的一氧化碳就会迅速增加。当人们吸入大量的一氧化碳后,一氧化碳就同血红蛋白迅速结合,从而导致血红蛋白结合氧气的能力下降,甚至丧失携带氧气的能力,使人体缺氧,造成煤气中毒。因此,冬天在家使用炭火取暖,一定要保持房间的良好通风。

海拔高的地方,氧气稀薄,为了保持机体细胞能获得充分的氧,人体会自动增生比在平原时候多得多的红细胞,以适应携带足够多氧气的需要。这也算是人体的一种自我调节和自我保护功能吧。运动员到高原地区训练就是为了提高红细胞数量,比赛时有更多的氧气储备。

英勇的战士——血中白细胞

白细胞是有核、无色的圆形细胞,一般较红细胞略大,但数目却比红细胞少得多,正常成年人每立方毫米血液仅有4000个到1万个。白细胞数量的多少,常受生理和疾病的影响。所以医生常把它作为判断某些疾病的重要依据。

血液中的白细胞并不是白色的,白细胞其实是无色的。白细胞的种类很多,有中性粒细胞、单核细胞、淋巴细胞、嗜酸性粒细胞和嗜碱性粒细胞等,其中中性粒细胞数目最多,约占白细胞总数的50%～70%,是白细胞中的主力军;淋巴细胞次之,约占20%～40%。

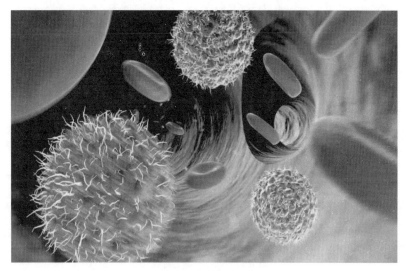

图1-5　血管中的白细胞

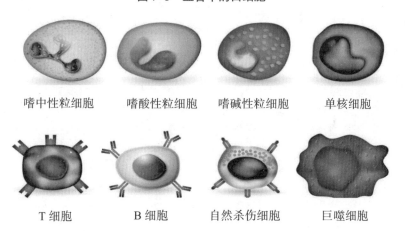

嗜中性粒细胞　　嗜酸性粒细胞　　嗜碱性粒细胞　　单核细胞

T细胞　　　　　　B细胞　　　　自然杀伤细胞　　巨噬细胞

图1-6　白细胞的分类

制造白细胞的地方,有骨髓、淋巴结、脾脏、胸腺等地方。白细胞的个儿比红细胞要大些,直径约10～15微米,正常人的血液中每立方毫米中约有6000～8000个白细胞。少于4000或超过10000个,都是有病的信号。

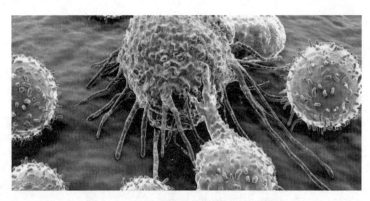

图1-7　淋巴细胞正在攻击乳腺癌细胞

白细胞是人体健康的卫士。当身体某处受伤，侵入了病菌，就有大量的白细胞穿过毛细血管壁，聚集在伤口周围吞食病菌，同时伤口周围也出现红肿现象。病菌被消灭，炎症消失，伤口也就愈合。白细胞在战斗中吞食了很多病菌，自己也中毒身亡，伤口流出的脓液，主要是死亡的白细胞组成。因此，白细胞算得上是保卫人体健康的忠实"卫士"。白细胞中的五种细胞，对敌作战各有分工。中性粒细胞在人体伤口处抵抗外敌入侵，包围细菌和异物；嗜酸性粒细胞消除异物的毒性；嗜碱性粒细胞释放抗凝血剂使血管扩张与收缩，消除炎症；淋巴细胞和病菌作战并能使癌变部位收缩；单核细胞会突然变大，变成巨噬细胞，把大个的敌人整个吞掉。淋巴细胞是白细胞中的一类，淋巴细胞占白细胞总数的20%～45%，一般也是漫游在血液中的，一旦遇到病原体或癌细胞，甚至在细胞内寄生的细菌、病毒、霉菌时，都能产生或分泌淋巴因子或抗体将异物团团围住，全部歼灭。

堵漏的快速反应部队——血小板

在血液中，血小板是最小的细胞。血小板在电子显微镜下像橄榄形或盘状，也有梭形或不规则形。血小板长1.5～4微米，宽0.5～2微米。正常人每立方毫米血液中含血小板是10万～30万个，平均20万个，1/3的血小板平时贮存在脾脏中。

血小板的主要功能是起凝血和止血作用，修补破损的血管。血小板的寿命平均为7～14天。当人体受伤流血时，血小板就会成群结队地在数秒钟内奋不顾身扑上去封闭伤口止血。血小板和血液中的其他凝血物质——钙离子和凝血酶等，在破损血管壁上聚集成团，形成血栓，堵塞破损的伤口和血管。血小板还能释放肾上腺素，引起血管收缩，促进止血。

血小板在较长一段时间里被看作是血液中的无功能的细胞碎片。直到1882年意大利医生比佐泽罗发现它们在血管损伤后的止血过程中起着重要作用，才首次提出血小板的命名。人们发现血小板是从骨髓中巨核细胞脱落下来的小块胞质，每个巨核细胞可产生3000～4000个血小板。

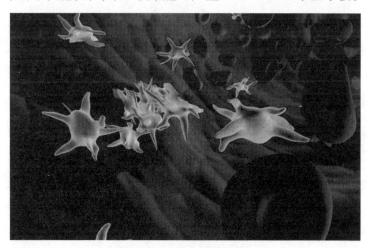

图1-8　血管中的血小板

各种侵害骨髓而造成血功能低下的疾病，都会影响血小板的质和量。当血小板数降低时，很容易发生出血不止的现象。血小板一流出来，它就破裂了，放出它所含有的凝血物质——凝集素。凝集素一遇上血液里的凝集原，就会结合成凝血素。凝血素再和血浆里的纤维蛋白原结合，组成纤维蛋白。纤维蛋白很快地凝固，凝成一条条细长长的纤维。这些纤维再纵横交错，形成一个堵住伤口的"水泥墙"，过几天，就渐渐地形成一个痂。

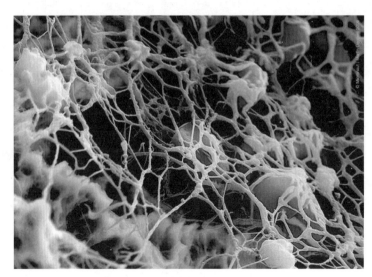

图1-9　纤维蛋白"网"

皮肤不小心被划破后，虽然伤口处流血会自动凝结，还是应该及时对伤口进行处理，擦点碘酒，消消毒。不然伤口容易感染化脓。如果因为感染上破伤风杆菌，那就太危险了。破伤风杆菌会在伤口内繁殖，产生毒素，而毒素侵犯神经系统，会使全身或大部分的肌肉发生强直性抽搐，甚至造成死亡。

为什么唾液可以止血，蚂蟥使人流血

在日常生活中，如果擦破点皮，人们总爱蘸点唾液涂一涂。说来令人难以置信，苏联科学家对于久治不愈的一些顽固性皮肤疾病，采用唾液疗法，竟意外地获得成功。

传统的唾液止血的奥秘，最终被美国生物化学家科恩（Stenley Cohen，1922—）揭开。他发现唾液中有一种叫EGF的活细胞。这种由53个氨基酸组成的多肽类物质，最大的特点就是能促进细胞的增殖分化，以新生的细胞代替衰老和死亡的细胞。无疑，这项发现已揭开人类孜孜追求的生长与衰老之谜的面纱。科恩为此荣获1986年度诺贝尔生理学或医学奖。

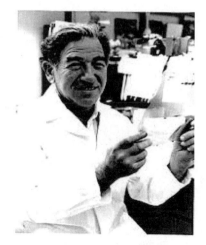

图1-10　Stenley Cohen

科恩的划时代发现,意外地激发了化妆品制造商的灵感,唾液能止血说明EGF具有加速皮肤和黏膜创伤的愈合、消炎镇痛、防止溃疡的特效。经过进一步研究还发现EGF的稳定性极好,并能与人体内各种酶形成良好协调效应。于是近来标有活细胞EGF的各种抗皱霜、淋浴剂、洗面奶、护发素等,已成为新一代国际化妆品。从初生公牛犊涎腺等提取出的EGF被认为是最有效的抗衰老添加剂。

蚂蟥是一种许多人望而生畏的吸血虫,它的学名叫水蛭(Leech)。在南方水稻田、池塘、河沟以及湖沼中都可以找到。当人们在稻田里劳动或在池塘里游泳时,经常会被水蛭叮咬。水蛭头上有一个吸盘,一旦有机会,它就会把吸盘紧叮在人的皮肤上,然后咬破皮肤吸血。当被人发现后,虽然可以使它脱离皮肤,却发现伤口仍然流血不止。

人们平时若不小心把皮肤划破了,伤口也会出血,但过不了多久,流血一般都会凝住。这是因为人的血液中有许多血小板,一旦毛细血管破裂,它就会放出血小板因子,与凝血酶共同作用产生一根根又细又长的纤维,相互重叠交错,把伤口堵住,使血液不再外流。而水蛭在叮咬人时,它的唾液中能分泌和释放出一种叫水蛭素的物质,能对血小板产生抗凝聚作用,使人流血不止。

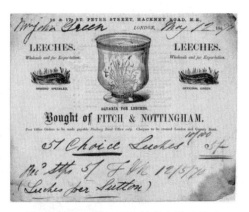

图1-11　19世纪医生的放血治疗处方

　　人类很早就认识到水蛭的这种功能并将之用于疾病治疗。在古埃及法老陵墓的壁画上就绘有用水蛭放血的图案。印度古代医学文献中也有用水蛭放血的记载。罗马医生盖仑曾积极推荐用水蛭放血，因为他认为这种方法可排出体内的有毒物质而达到治疗疾病的目的。由于盖仑的影响，水蛭放血作为放血疗法的一种重要手段在西方医疗史上一直被广泛采用。18世纪至19世纪期间，由于法国医学家布鲁萨斯（François-Joseph-Victor Broussais，1772—1838）宣扬炎症是所有疾病的特征，炎症由刺激物引起，而放血是消除炎症最有效的方法之一，布鲁萨斯富有感染力的演讲吸引了大批信奉者，从而导致医用水蛭销量大增。据统计1829—1836年，巴黎各医院年均水蛭使用达500万～600万条。

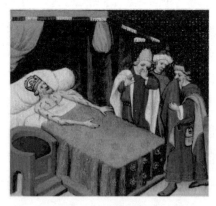

图1-12　医生用水蛭给东罗马帝国皇帝Galerius实施放血。

1884年，英国医学家海克拉夫特（John Berry Haycraft，1859—1923）发现水蛭可分泌一种强抗凝物。1904年雅各比（C. Jacoby）在《德国医学周刊》报道他从水蛭头部分离出一种抗凝物质，他将之命名为水蛭素（Hirudin）。1955年，德国格赖夫斯瓦尔德大学的马克沃德特（Fritz Markwardt，1924—2011）首次从水蛭唾液腺中分离出天然水蛭素纯品，并对其组成结构和理化性质进行了研究。目前已经明确，水蛭素由65或66个氨基酸组成的单链多肽，它里面有一种前列环素，具有使血液抗凝的作用。天然水蛭素除具有抗凝血、溶解血栓、抗炎和降低血脂、降低血液黏度等作用外，还具有扩张外周血管，加快血流速度，改善血液循环，促进新陈代谢的作用。因此，目前水蛭素除了应用于临床外还广泛应用于美容化妆品和功能性食品领域。

表 1–1　血液主要成分发现年表

时　间	内　容
1658	荷兰生物学家斯旺丹姆（Jan Swammerdam，1637—1680）用显微镜观察和描述了红细胞。
1695	荷兰生物学家列文胡克（Antoni van Leeuwenhoek，1632—1723）描述了红细胞的大小与形态。
1842	法国医学家多奈（Alfred Donne，1801—1878）发现血小板。
1843	法国医生安德烈（Gabriel Andral，1797—1876）和英国医生阿迪森（William Addison，1802—1881）分别报道发现白细胞。
1879	德国医学家艾利希（Paul Ehrlich，1854—1915）发明血细胞染色方法。
1940	美国哈佛大学生物化学家科恩（Edwin Cohn）开发了低温乙醇分离法，该方法将血浆分离为各种成分。白蛋白、丙种球蛋白和纤维蛋白原被分离并且能为临床使用。

第二章　从神秘崇拜到科学探索

早期人类社会对血液的崇拜

在远古时代，人们就意识到血液对生命的重要性。在一些原始部落，人们将要下葬的尸体涂上红色，希望藉这种色彩来赋予死者生命的活力。不同的文明都把血液视为生命的重要象征。

由于血液与生命的密切关联，人类的诸多信念都包含血液的隐喻。其中最根本的是突出"血缘关系"的重要地位，与婚姻关系不同的是，血缘关系强调了宗族的延续性，强调了由祖先至子孙"血统"的世代相传。人们常说"血浓于水""热血弟兄""血海深仇"等，英文中也有"Blood is thicker than water""blood brotherhood""blood feud"等谚语和词汇，揭示了不同文化传统在血液的生命意义和社会价值上认知的同一性。犹太教和基督教对血液尤为重视，《利未记》（17：11）说："活物的生命是在血中。"因此利未人的法律禁止吃活的动物，"因为一切活物的血，就是他的生命"（17：14）。

日耳曼部落（如盎格鲁撒克逊人与古斯堪的纳维亚人）在屠宰后要用牺牲动物的血液来祭洒。血液被洒在墙上、神像上和参与祭祀者的身上，由此可获得生命的力量。祭洒血液的这种行为在古英语里称为 bleodsian，后来罗马天主教会借用此词,转义为bless(保佑)和blessing(祝福)。

血液在中国古代的祭祀活动中有广泛的应用。在祭祀天、地的仪式中,荐血仪节非常隆重。"瘗毛血",即祭祀用牺牲在宰杀时收集其血液与毛发,祭前将其掘坑掩埋,或以此滋润土地,万物循环。商周时代,宗庙和社庙的祭祀活动都要用血,因此先秦以来有"社稷血食""宗庙血食"的礼制熟语,用来表示能够延续宗庙、保佑国家。古人认为血液是生命的象征,可以充当通天达地的法器。

由此可见,血液崇拜或血液禁忌是世界各民族原始社会中普遍存在的文化现象。

古代医学对血液的认识

早在公元前4000或5000年以前,苏美尔人就在位于西亚幼发拉底河与底格里斯河之间的美索不达米亚建立了苏美尔王朝。苏美尔人将血液视为生命机能的输送者,因此认为贮藏血液的器官肝脏是生命活动的中枢,并用动物的肝脏来预测吉凶祸福。考古学家在对发掘出土的苏美尔陶片的研究中,发现了40多片与医学有关的记述,其中就有关于血液功能的解释。他们认为血液是生命活动的中心,生命的延续是由于血液再生的缘故,疾病则是血液运行受到阻碍而造成的紊乱。巴比仑人征服了美索不达米亚后,继承了苏美尔人将血液作为生命的中心的思想。巴比仑的占星术发达,他们通过观察日月星辰的运动变化来推测和解释地球上的自然现象和人体的疾病,认为人体内血液和其他体液的运行都受到日月星辰的影响。由于肝脏含有丰富的血液,巴比仑人相信肝脏是生命和灵魂的寄居地。他们通过解剖所献祭的公羊或山羊的肝脏,观察其形状和肝叶的线来判断病人的病情,因为巴比仑人认为相似的东西是相互关联、相互渗透的。巴比仑僧侣还用黏土制作了精美的肝脏模型供教授僧徒所用。

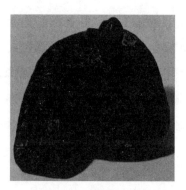

图2-1　巴比伦人用黏土制做的肝脏模型

在美索不达米亚显示出它灿烂的文明同时，尼罗河流域也诞生了一个古老的文明。公元前3400年，古埃及国王美尼斯统一了上埃及和下埃及两个王国，并在上埃及和下埃及的交界处建立了一座被称为"白色城墙的城市"——孟菲斯。古埃及人用芦苇制的草纸记载他们所观察到的日月星辰的运动、气候的变迁，也记载他们的神话和传说以及古老的医学思想和医疗活动。我们从这些记载古埃及人的医学观念及卫生保健状况的纸草文（papyrus）中，可以得知古埃及人也认识到了血液的重要性，例如，在《死者书》中古埃及人记载了血液使人起死回生的故事。埃及人在制做木乃伊时，将干尸涂成红色，也是希望赋予它生命的活力。埃及人也从制做木乃伊中获得了许多解剖学知识。埃伯斯纸草文记载了心脏是全身血液的中枢，指出心脏有多根血管连接身体各部。

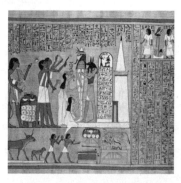

图2-2　《死者书》（公元前1320年－前1200年，现存伦敦大英博物馆），
画在草纸上，放在墓中，是对死者的祭文和对神歌颂的汇集。

阿育吠陀（Āyurveda）是古代印度的医学体系。阿育吠陀是由生命（Āyur）和知识（veda）两个词组成，意思是"长生之术"。阿育吠陀提出了关于健康与疾病的三原质学说，即认为生命过程是三种原质——空气（vata）、胆汁（pitta）和黏液（kapha）活动的体现，气为神经力，胆产生热，黏液主管调节体温和分泌。三者必须均衡才能保持人体的健康，而疾病则是这三种原质的关系发生了紊乱。印度医学的三原质学说与希腊医学的四体液理论以及中国医学阴阳五行学说，都是提供了一个生命和疾病现象的解释模型。三原质的平衡若发生失调，便可导致血液发生变化，出现"坏血"，医生则可以通过静脉切开术或用水蛭吸血来除去身体内的"坏血"。

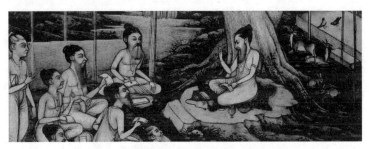

图2-3　阿育吠陀医师在传授医疗知识

古希腊罗马医学对血液的认识

古希腊的医学家抛弃了鬼神致病、魔术治疗的医学，将知识建立在自然的观察和经验的积累上。古希腊著名的哲学家和医学家恩培多克勒（Enpedocles，约公元前490年—前430年）认为血液是动物热和生命的携带者。古希腊著名医学家是希波克拉底（Hippocrates，约公元前460年—前370年）建立的体液论（humoral theory）成为当时最重要的医学理论。他认为人体内存在着四种体液，即血液（blood）、黏液（phlegm）、黄胆（yellow bile）和黑胆（black bile）。各种体液配合正常，人就健康。若某种体液过多或过少，或与其他体液分离，则会引起疾病。

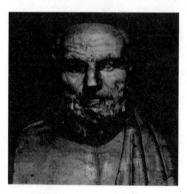 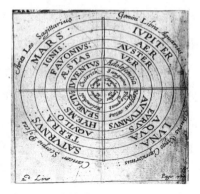

图2-4　希波克拉底　　　　图2-5　古希腊医学体液理论图解

表 2-1　四体液病理学说

体　液	主要器官	元　素	特　性	体　质	素　质
血液	心	气	热、湿	多血质	活泼型：热情敏感，好动，喜交往，反应快，适应性强，外向
黏液	脑	水	冷、湿	黏液质	镇静型：沉默寡言，喜静，不善交往，反应慢，善于忍耐，内向
黄胆	肝	火	热、干	胆汁质	兴奋型：直率，急躁，感情易冲动，反应快，精力旺盛，明显外向
黑胆	脾	土	冷、干	忧郁质	抑制型：孤僻，怯弱，不喜交往，反应迟缓，情感丰富而不外露，明显内向

　　在古希腊医学中，"体液"指的是在人体内管腔中流动着的各种躯体液体。在显微镜和其他检测机体结构和功能的仪器设备发明之前，人体中的这些体液是最容易被看见的体内物质。人们根据以往的经验，很容易将生命的特性至少部分归结于这些体液，如认为血液是生命的重要指征，失血过多将会丧失生命。医生们可根据人体体液的变化来判断患者可能的病因。

　　古希腊医学对血液的认识是相当含糊的，通常只是在疾病情况下提及这种存在于机体内必须的体液。虽然古希腊医生对血液本身或者其中某一成分是否过多一直存在着争论，但大多数人都认为痔、鼻衄、月经等表明血液过多是有害的。希波克拉底认为，季节的变化可导致血液过多，这些过多的血液会引起机体的损伤。血液过多的人被称为多血质，多血质的人易患心脏病、癫痫或麻风病,可用放血和凉性药物治疗这类疾病。希波克拉底也注意到了孕妇的贫血现象,他认为可能是因为胚胎需要血液而造成了母亲的贫血。

在四体液理论中,与血液有关的另一种体液是"黑胆汁"。由于在正常状态下,人们是看不到黑胆汁的,它主要出现在病人身上,因此它被认为是血液的对立物。一般人们认为血液是有益的,而黑胆汁则是有害的,如胃溃疡出血病人出现的黑色样便,胃癌病人的黑色呕吐物,患恶性疟疾的病人会出现"黑尿病"等,这些在发生疾病时可能会看见的黑色(暗红色)液体,于是成为黑胆汁。由于黑胆汁可见于不同的情况,它可能是血凝块,也可能是胃溃疡时,病人呕吐的黑色血样物质,因此医生认为它有潜在的破坏性。

在古罗马时期,人们对血液有了进一步的认识。老普利尼(Pliny the Elder,约23—79)认为,骨髓"在年轻人是红色的,在老年人则是苍白的。"以弗所的鲁弗斯(Rufus of Ephesus,110—180)是图拉真皇帝统治时期的医生,他认识到当人被毒蛇咬伤后,出现黄疸是血液变化所引起的。

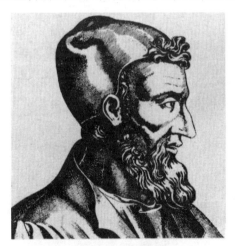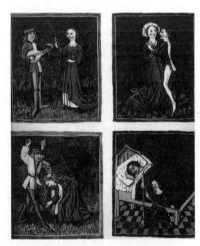

图2-6　盖仑　　　　　　　　图2-7　体质病理学说图解

古罗马时期最著名的医生盖仑(Claudius Galenus,129—199)赞同希波克拉底学派的体液论。他把体液的作用看作是各种不同气质的基础:血气方刚者是由具有潮湿和温暖这种基本性质的血液控制着;在冷静沉着者的身上,是潮湿和寒冷的黏液控制着人体的灵魂特质;忧郁的人是处在干而冷的黑胆汁的影响之下；易怒者是受了干而热的黄胆汁的作用。盖仑的体液论几乎能解释人类健康、疾病及其相关的任何问题，为疾病的治疗后果提供了各种可能性回答。

阿拉伯医学

虽然阿拉伯人也拥有自己以草药和经验相结合的医学传统，但阿拉伯的医学成就主要是继承和吸收了东西方的医学知识。随着阿拉伯的扩张，阿拉伯人也注意到被征服民族先进文化的优点，于是，他们开始收集各种书籍，并建立了大型图书馆，如科尔多瓦图书馆收集了60万册书籍手稿。在这种背景下，阿拉伯人几乎完全接受了希腊哲学和科学思想，大量哲学和逻辑学著作被翻译成阿拉伯语，随后，医学著作也被翻译过来，主要是盖仑医学的翻译和诠释工作。阿拉伯著名医生阿维森纳（Avicenna，980—1037）的《医典》（Canon）就是把亚里士多德的逻辑学运用于医学，并吸收了盖仑医学的精华，成为中世纪及近代医学的主要经典。在另一方面，阿拉伯人又吸收了东方医学思想和技术，如中医学的脉诊技术。

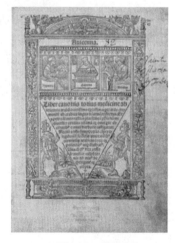
图2-8 《医典》

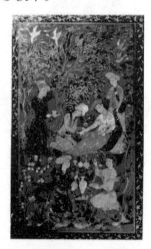
图2-9 阿拉伯医生在诊脉

尽管盖仑医学在阿拉伯医学中具有重要的影响，但也有医生对盖仑医学提出了批评，例如叙利亚医生伊本·纳菲斯（Ibn al-Nafis，1200—1288）就强烈反对盖仑提出的血液由肝脏产生的理论。伊本·纳菲斯是最早提出肺循环概念的学者。纳菲斯出生于大马士革附近的一个小镇。1222年，他进入大马士革的努里医院（Nuri Hospital）学医，该院建立于1154年，是中世纪最著名的医院之一。学习期间，纳菲斯研读了希波克拉底、盖仑、拉齐兹及阿维森纳的著作，临床上勤奋努力，不久便成为医院的主治医生。1236年，纳菲斯受埃及丹之邀担任开罗阿尔-纳塞里（Al-Naseri）医院的眼科医生。

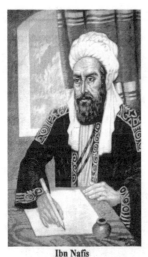

Ibn Nafis

图2-10　伊本·纳菲斯

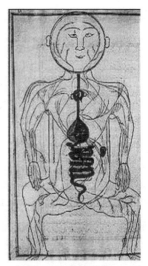

图2-11　纳菲斯关于肺循环的描述图解

　　纳菲斯在《对＜医典＞的解剖学评注》（*Sharh Tashrih al Qanoun*）一书中，批评了盖仑血液运行理论的错误，并描述了他所设想的肺循环。他假设血液从心脏的右心室经肺动脉而不是盖仑所说的"隐形毛孔"到达肺部。血液在肺部与"空气混合"，然后经肺静脉到左心室。纳菲斯在评注中写道：

　　"血液肯定从心脏的右室到达左室，但他们之间没有直接的途径。心脏的室间隔厚密，没有盖仑认为的可见或隐形的毛细孔。来自右室的血液必须经肺动脉流入肺部，通过其物质扩散与空气混合，再经肺静脉到达心脏的左腔"。

此外，纳菲斯也质疑了他的前辈阿维森纳关于心脏有三个室的观点，指出心脏只有两个心室。然而，由于纳菲斯的对盖仑理论的反对是基于他自己的天才思辨，而不是实验证据，纳菲斯的观点在当时并未获得大多数医生的支持。直到17世纪英国医学家哈维发现血液循环之后，盖仑血液运动理论才得以纠正。

纳菲斯是阿拉伯著名的医学家，在医学理论和临床上颇有影响，尤其是对眼科疾病的治疗有显著贡献。他发明了治疗青光眼的方法和还介绍了一些有关眼睛的解剖知识。此外，他著述颇丰，在语言学、哲学和历史学领域也做出了重要的贡献。

显微镜的发明与血细胞的发现

从公元9—14世纪，位于意大利南部的萨勒诺医学校一直是欧洲医学的中心。现代医史学家在出版于11世纪的萨勒诺医学校的教科书中，发现了许多有关血液方面的论述。如在谈到贫血的表现时，包括面色蜡黄、眼球突出、静脉扁平、脉搏快，病人常感到身体沉重、时有头疼、舌干等。

当萨勒诺医学校正处于繁荣兴旺之时，英国的一位僧侣罗杰·培根（Roger Bacon，1214—1294）走在了时代的前面，他批判经院哲学，提出科学应当建立在经验之上，应当通过观察自然获得知识，而不是从书本中。培根不仅提出了研究自然的新观点，而且他在光学方面的研究导致了显微镜的发现。1285年，他在一本论述光学的书中，提到了可放大小物体的镜子。虽然他自己没有制造出显微镜，但却预见了这项伟大的发明。

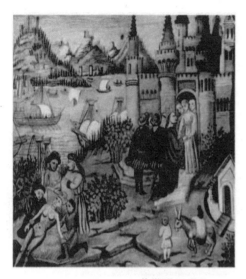

图2-12　萨勒诺医学校

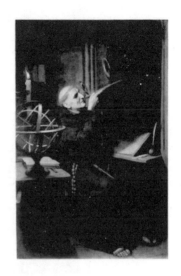

图2-13　罗杰·培根

　　在培根提出显微镜的概念近300年之后，荷兰的眼镜制造者简森（Zacharias Janssen，1585—1632）在1590年制造出了第一台显微镜。不过，有学者认为简森的父亲汉斯·简森（Hans Janssen）也发挥了重要作用。

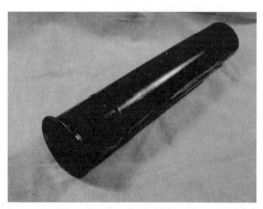

图2-14　简森的显微镜

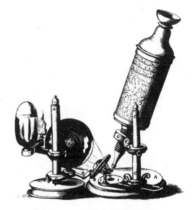

图2-15　胡克的显微镜

　　1665年，英国博物学家胡克（Robert Hooke，1635—1703）在简森的基础上又制造出复式显微镜。然而，最初的显微镜在观察微小物体方面还存在着许多技术上的问题，如镜片质量、光源和精密的聚焦装置等。因此，早期的显微镜只不过是上流社会家庭中的摆设和一种时髦的玩意。

023

第二章　从神秘崇拜到科学探索

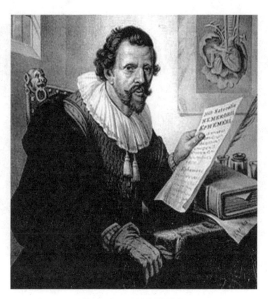

图2-16　斯瓦默丹姆

　　随着显微镜的不断改进,科学家开始用它来进行生物学观察。第一个用显微镜来观察并描述了红细胞的人是荷兰阿姆斯特丹的生物学家斯瓦默丹姆(Jan Swammerdam, 1637—1680)。斯瓦默丹姆在1658年出版的《昆虫史》中写道:"我观察了蛙的肌肉、皮肤、眼睛和血液。当我把它们放在显微镜下时,我发现他们是由一些更小的纤维和更小的球构成……"。1660年,意大利波洛那大学的解剖学家马尔比基(Marcello Malpighi, 1628—1694)观察到了蛙的红细胞流经毛细血管的现象,证明了动脉和静脉之间的联系。

　　荷兰德尔福特市的列文虎克(Antonie van Leeuwenhoek, 1632—1723)作为一位业余爱好者,热衷于用显微镜进行观察。他详细地记录了他观察人体红细胞的情况:"我多次努力观察血液,希望了解它的构成。我从自己的手上采集了一些血液,(在显微镜下)观察到它们是由许多非常小的小球组成的,但我不能确定是否所有的血液都是如此。"他将此记录寄送到伦敦皇家学会《哲学学报》(*Philosophical Transactions*)。1673年8月出版的《哲学学报》发表了这篇著名的观察报告。

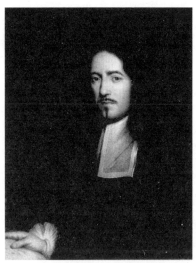

图2-17 马尔比基

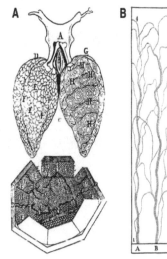

图2-18 马尔比基描绘的毛细血管网

　　然而,如果不是列文虎克的朋友格拉夫(Regnier de Graaf, 1641—1673)医生力求伦敦皇家学会秘书发表列文虎克的显微镜观察结果,列文虎克的研究很可能就会被遗忘。从今天的观点来看,当时著名的科学出版物《哲学学报》发表一个没有任何科学背景的人的观察,似乎是不可思议的。当然,那时的《哲学学报》也刚刚创办不久(1665年创刊),实际上,当时《哲学学报》上除了刊登许多重要的科学发现之外,也夹杂着一些似是而非的甚至虚假的观察和论点。

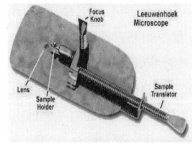

图2-19 列文虎克使用的显微镜

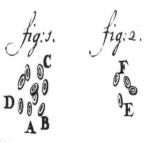
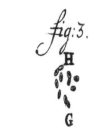

图2-20 列文虎克描述的红细胞

　　显微镜的发明开始了一个新时代。1675年5月,斯宾诺莎(Baruch de Spinoza, 1632—1677)在给皇家学会秘书奥登伯格(Henry Oldenburg,

1619—1677）的信中提到了他和朋友们都认为显微镜发明是一件令人惊奇的事情。1684年9月出版的《哲学学报》上的报道说："随着这个消息在列文虎克的国家公布后，其他许多国家也公布了他发明显微镜的消息，因此这个消息是相当可靠的。法国、英国和德国的报纸都谈论着他的名字和发现，以至于他已经成为了整个世界的著名人物。"

当然，列文虎克是如何利用他那只有一个放大镜的原始显微镜，看到了许多细微的解剖学结构的，人们对依然存有疑问。有学者认为，列文虎克可能用一个眼镜片与他的显微镜结合使用，因此创造出了复式显微镜，提高了显微镜的放大倍数，从而能观察到人体的微小解剖结构。列文虎克发明的显微镜现保存在荷兰乌得勒支大学博物馆。

血液循环的发现

1578年4月1日，威廉·哈维（William Harvey，1578—1657）出生于英国南海岸的肯特郡法克斯敦市，排行老大。他的父亲托马斯·哈维是当地一位富裕的地主，曾做过福克斯通镇的镇长。哈维在坎特伯雷的著名私立学校受过严格的初、中等教育，1593年进入剑桥大学冈维尔与凯斯学院学习。1597年，他从剑桥大学毕业获得了文学学士学位。哈维的兴趣在医学，毕业后，他曾游学法国、德国，最后来到近代科学技术的中心意大利，1599年进入著名的帕多瓦大学，并师从解剖学家、静脉瓣的发现者法布里修斯（Hieronymus Fabricius，1537—1619）。当时，著名科学家伽利略是帕多瓦大学的终身教授。出于对他的仰慕，加之旺盛的求知欲，哈维跨越了学科界限，常常去听伽利略的课。伽利略注重实验的学术风格对哈维影响很大，使哈维日后也成了一位注重实验的学者。哈维学习刻苦，独立操作能力强，1602年，他获得了帕多瓦大学的医学博士学位。毕业后，他很快返回英国，并于同年获得了剑桥大学的医学博士学位。

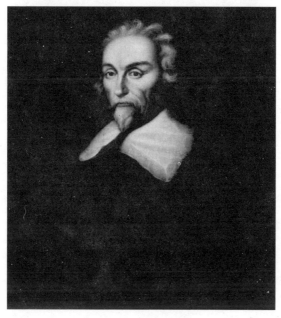

图2-21　威廉·哈维

自1603年起，哈维开始在伦敦行医，不久他与伊丽莎白女王的御医朗斯洛·布朗的女儿结婚。这桩婚姻对于哈维的事业大有帮助。1607年，哈维被接受为皇家医学院成员，并获得了圣巴塞罗缪医院（St Bartholomew's Hospital）的医生职位，两年后担任了圣巴塞罗缪医院主治医师（Physician in charge）的职位。在1615年，他被任命为卢姆雷讲座的讲师。该讲座教席由卢姆雷男爵与时任伦敦皇家医师学会会长卡德威尔（Dr. Richard Caldwell）设立于1582年，旨在促进英国外科与解剖学的研究。

在哈维的职业生涯中，他与皇室建立了密切的关系，先后做过国王詹姆斯一世和查理一世的御医。查理一世还把自己的皇家鹿苑提供给哈维做实验研究用，并经常亲自去参观哈维的试验过程。1649年，英国国内战争结束后，查理一世被送上了断头台。哈维因为一直忠于查理一世而被苛以罚金，并被禁止进入伦敦城。1657年，79岁的哈维死在伦敦效外他的弟弟家。

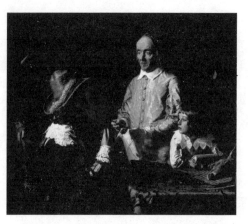

图2-22　哈维向查理一世解释他的实验

　　年轻的哈维在医疗实践中深深感到,若能弄清人体血液的奥秘,对于治病救人必将是重大的突破。因而他选择了探寻血液的秘密做为自己的主攻方向,开始了血液运动的专门研究。

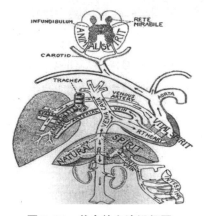
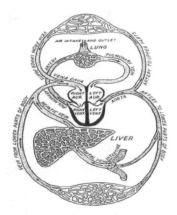

图2-23　盖仑的血液运行图　　　　图2-24　哈维的血液循环图

　　人类对血液的探索由来已久。公元前3世纪的古希腊解剖学派创始人希洛菲利(Hirophilus,约公元前335—前280),在解剖人体时最早发现了血管,并第一个区别了动脉和静脉:动脉有搏动,静脉没有搏动。他还最早提出是心脏的搏动引起动脉的节律,并发明了一种水钟来测量脉搏。公元2世纪,罗马医学家盖仑在解剖时第一次发现在活机体的血管里有血液在流动。盖仑在吸收了前人思想的基础上,系统地提出了一种血液运行的理论。

他认为血液是人体通过摄入食物经消化后在肝脏制造出来，血液中含有"自然灵"；再通过左右心室间的"小孔"与吸入的空气结合，形成"生命灵"；含有"生命灵"的血液一方面流入全身，赋予人体活力，一方面上升到大脑形成有智慧的"动物灵"。血液的运行如同大海的潮汐，涨落起伏，分布于全身。因此，在体表人们可以感知脉搏的上下搏动。虽然盖仑的这些观点在经验上似是而非，也并不符合实际情况，但是，由于他的学说符合基督教"三位一体"的思想，因此盖仑的理论为教会所推崇，成为医学史上影响时间最长的医学理论体系。

1543年，29岁的帕多瓦大学解剖学教授维萨里（Andreas Vesalius，1514—1564），根据自己多年的观察研究，写出了《人体的结构》（*De humani corporis fabrica*）一书，否定了盖仑"血液可以在左右心室之间随意往返通过"的理论，从而揭开了近代解剖学研究的序幕。

后来，西班牙生理学家塞尔维特（Michael Servetus，1511—1553）首次发现了人体血液的肺循环原理。他明确地说，由右心室出来的血液通过肺动脉而进入肺部，在肺血管中被"改造"成鲜红色，再进入肺静脉，而后返回心脏。这项重大的生理学发现，奠定了今天血液循环研究的基础。由于塞尔维特的发现与盖仑学说相矛盾，动摇了基督教义，因此，没等到他进一步发现血液体循环机理，就被教会于1553年在日内瓦烧死。精神的压制大大阻碍了学术的进步，公民应该有权力制定保护学术的法律，而当政者只有执行法律的义务，绝没有干涉学术的权力。

面对统治欧洲1000多年的盖仑血液学说，哈维没有盲从；面对教会强势的威胁，哈维没有畏惧没有却步。1628年哈维发表的《心血运动论》（*De motu cordis*）中，哈维提供了大量的证据，其中包括人的临床观察、尸体解剖、许多种类动物的解剖与观察，而且利用定量思想、逻辑分析和生理测试，哈维彻底否定了心脏的心室之间可以透过血液，指出右心室的血液通过肺循环流到左心室。他证实了心脏瓣膜的作用是防止血液倒流，证实了静脉瓣的作用是防止静脉中的血液以离心脏的方向流动；证明心脏是一个可以泵出血液的肌肉实体，血液以循环的方式在血管系统中不断流动。

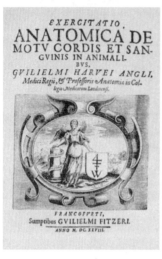 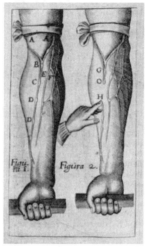 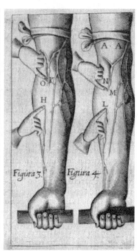

图2-25 《心血运动论》　　　图2-26　哈维的静脉回流实验图解

　　为了有力地驳倒权威，他第一次把数学引进生理学研究，对血液进行了计量实验。根据测定，他做了这样的计算：每一次从左心室中流出来的血液，大约有50多克。如果一个人每分钟心脏跳动72次，那么在1小时内，就从左心室流出了约245千克血液。这相当于一个人体重的3倍！铁证的数字，完全驳倒了盖仑关于"血液一去不复返"的谬论。因为如果盖仑说的是事实，那么，每20分钟就要从心脏中流出相当于人体体重的血液，哪里来的这么多血液呢！唯一正确的解释是：人体内的血液是循环流动的。从心脏里流出，经过动脉血管，流入静脉血管，重新回到心脏。这就是哈维创立的著名的"血液循环学说"。他反复利用定量方法，这在他以前以及同代人的生命科学研究中是不多见的。在说明心脏泵出的血量和证明血液循环时他都利用了这种方法。对此，恩格斯予以高度评价："哈维由于发现了血液循环而把生理学（人体生理学和动物生理学）确立为科学。"

　　哈维心血运动体系当中，并没有充分的证据表明在体循环当中，动脉与静脉之间的联系，但他已经设想到类似毛细血管结构的存在。在哈维去世后的第六年,即1661年,意大利人马尔比基(M. Malpighi,1628—1694)利用显微镜证明了毛细血管的存在,从而进一步证实了哈维的心血运动观点。他的《心血运动论》一书也像哥白尼的《天体运行论》、伽利略的《关于托勒密和哥白尼两大体系的对话》和牛顿的《自然哲学之数学原理》等著作一样,成为科学革命时期以及整个科学史上极为重要的文献。

哈维一生中写过大量的科学论著,但是只发表了《心血运动论》和《论动物的生殖》两部著作以及几封为《心血运动论》辩护的公开信。其中,1628年发表的划时代著作《关于动物心脏与血液运动的解剖研究》(简称为《心血运动论》)标志着近代生理学的诞生,同时也奠定了哈维在科学发展史上的重要地位。1651年,他又出版了《论动物的生殖》一书,对胚胎发育过程等生理问题进行了广泛的论述,对胚胎学的发展发挥了重大的作用。在哈维晚年时,他在伦敦的寓所遭到抢劫,后又被大火焚烧,留下的手稿仅有两部,一部是论述感觉的,一部是论述动物运动的。

近代血液学的发展：新体液论的兴起

虽然医生要将这种血液循环理论应用于医学研究需要一定的时间,医学家也不可能将刚刚观察到的血液构成立即做出生理学和病理学上的解释。但是,医学家们显然已经意识到对血液构成新发现的重要价值。

当时的著名医学家、被称为"全欧洲医生的共同导师"的布尔哈维(Herman Boerhaave,1668—1738),在1708年出版的《医学体系》(*Institutiones medicae*)中就提到了这个新发现。在"血液的性质、构成和现象"一章中他写到:"我们日常所见血液的红色是均匀一致的,但显微镜下观察发现,它是由游动在液体中的红色球形小珠和非常清澈的血清构成的。"在1709年3月20日的演讲中,他说:"当我们的眼睛通过显微镜检查这种具有生命力的液体时,啊,它是如此的简单:就是含有红色小珠的含盐液体……从哈维发现血液循环到现在的观察，这将意味医学可以从各种宗派中解脱出来，因为，所有的事实都能通过解剖学、化学、物理学、植物学、机械学来发现并做出解释。"

布尔哈维敏锐地意识到了血细胞的发现将对医学产生巨大的影响。布尔哈维也将新的发现应用到自己的疾病理论中。他把血管分为四级，最大的运送红细胞，其次运送血清，再次运送淋巴液，最小的血管运送精细液体。如果红细胞进入了第二级血管，就是进入了错误的地方，后果是引起发炎。但遗憾的是，布尔哈维的这个炎症理论不久便被证明是错误的。

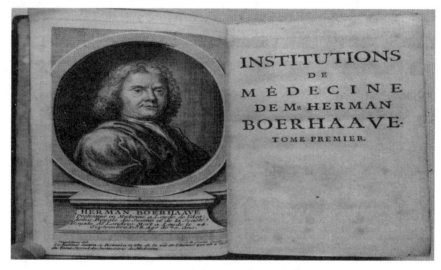

图2-27　布尔哈维的《医学体系》

荷兰医生施温克（Thomas Schwenke，1694—1767）在1748年出版的《血液学与血液史》（*Haematologia, sive sanguinis historia*）一书，可能是第一部血液学的专著。血液学（hematology）一词就是由他在这本书中提出的。施温克在书中高度赞扬了列文虎克的发现，同时他也描述了自己对凝血现象的观察。然而，他对血液却赋予神秘的解释。他说，"谁能知道是什么力量使尼罗河水变成血液？血液细胞的构造是如此精致，如此多变，只有上帝才能创造出它。"

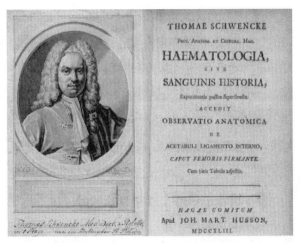

图2-28 施温克的《血液学与血液史》

随着对血液有了更多的认识，医生们开始关注血液与疾病的关系。在18世纪，一些医生将古代的四体液理论转变为以血液为中心的健康和疾病理论。

随着化学的发展，医学家们开始利用化学知识来解释体液在健康与疾病过程中的作用。布尔哈维提出对人体的体液进行化学分析，具有重要的临床和病理观察价值，有助于疾病的诊断。例如斯塔尔认为所有疾病都发生在血液，由于血液的郁积或黏稠而产生炎症等病理现象；德国著名医生霍夫曼（Hoffmann, F. 1660—1742）认为疾病是胃肠的多血症（plethora）所致；苏格兰医学家居仑（Cullen, W. 1710—1790）则认为是器官或组织的病变刺激神经，从而引起血流的变化；18世纪下半叶，一些英国医师开始研究血液的化学性质，推动了新体液病理学的发展。1760年，戴维斯（Richard Davies，？—1762）发表了关于血液分析临床价值的研究报告，他在报告中提出血液由血清、胶状物和红色小珠三部分组成。圣托马斯医院的富迪斯（George Fordyce, 1736—1802）研究了体液的化学成分，他分析了唾液、胃液、胰液、胆汁、血液等的成分，观察到血液中有"白色小珠"（white globules）和可凝结的特性，但对于体液的认识仍局限于前人的理论，例如认为唾液与胃液的作用是发酵，对其他体液及血液的功能认识也模糊不清。

　　巴黎医学院病理学和治疗学教授安德烈（Gabriel Andral, 1797—1876）在研究血液学的基础上，将疾病归咎为血液成分的改变，如血液中纤维原、白蛋白、碱等成分的变化。在安德烈思想的影响下，19世纪奥地利病理学家罗杰坦斯基（Carl von Rokitansky, 1804—1878）将所有病理细胞产生归咎于血液中不好的混合。

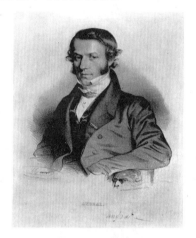

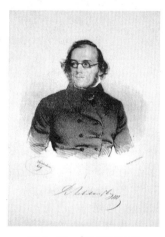

图2-29　安德烈　　　　　　　　图2-30　罗杰坦斯基

第三章 现代血液学的建立

尽管显微镜是研究血液的重要工具,但标志着现代血液学发展的里程碑事件是骨髓造血功能的发现和血细胞染色方法的建立。

骨髓造血功能的发现

几千年来,无论是诗人、哲学家,还是医生都将血液与生命紧密地联系在一起。他们推测血液或是由呼吸了大自然中的灵气形成,或是由食物中的精华转变而来,然而,他们并没有弄清楚血液的真正来源。

应当说人类在很久以前就认识到骨髓的重要性。在古代,人们吃动物的骨髓,认为它含有丰富的营养。中医认为骨髓是由饮食水谷的精液与肾气和合,渗入骨空后转化而成,骨髓充足可以上升补益脑髓。在西方,骨髓被认为是产生人体天然热和能量的源泉。莎士比亚说:"你的骨无髓,所以你的血是冷的。"

人们似乎意识到骨髓与血液之间有某种联系。在19世纪初,已有医生要患血液病的病人吃骨髓补血,但收效不大。直到19世纪中叶,骨髓产生血液的奥秘才分别由德国病理学家纽曼(Franz Ernst Christian Neumann,1834—1918)和意大利医学家比佐泽罗(Giulio Bizzozero,1846—1901)揭开。

035

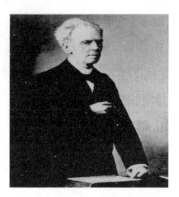

图3-1 纽曼

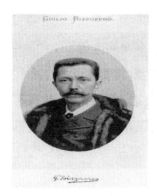

图3-2 比佐泽罗

　　纽曼曾在1868年10月10日出版的《医学科学通报》上发表题为"关于骨髓在血液形成中的作用"的论文中，报道了骨髓中有大量的有核红细胞，而有核红细胞是血液中红细胞的前身，因此他推断骨髓是红细胞生产基地。几乎与此同时，意大利医学家比佐泽罗也证实了有核红细胞是无核红细胞的前身，此外他还指出白细胞也是由骨髓细胞生成的。纽曼和比佐泽罗的发现立即引起了医学界的极大兴趣，许多医学家开始进一步深入研究血液细胞的起源问题，并提出了各种不同的理论。例如，有人认为红细胞是白细胞核瓦解的产物，也有人提出红细胞是由原始细胞吞噬了血红蛋白后形成的，还有人坚持红细胞是在肝脏中形成的观点。尽管这些认识现在看来都是不正确的，但是，在当时，正是这些不同观点之间的争论，有力地推动了血液学研究的深入。

　　既然成熟的无核红细胞是由幼稚的有核红细胞转变而来，那么这种转变是如何发生的呢？也就是说有核红细胞是怎样变成无核红细胞的呢？有人认为，实际上核并没有消失，只不过变换了形式，而不再可见。而支持核消失的学者又分成两派：以纽曼为代表的一派认为，红细胞在成长过程中核被细胞自己再吸收；比佐泽罗支持的一派则主张，核是在成熟过程中被逐出细胞。由于研究手段的限制，当时两派都很难拿出足够的证据驳倒对方，加上他们还有更重要的工作需要去做，不久这个争论便不了了之。直到20世纪中期，随着显微照相技术的发展以及后来电子显微镜的应用，人们才对这个问题有了进一步了解。现在的研究结果支持比佐泽罗等人的核在成熟过程中被逐出细胞的观点。

我们现在已经知道，骨髓是制造血液细胞的大本营。骨髓每天可产生2000亿个红细胞，100亿个白细胞和4000亿个血小板。如同深藏在地下岩层中的石油是人类生产和生活的基本保证一样，骨髓是人体一系列重要的生命活动的基本保证。

血细胞染色方法的建立

19世纪德国的化学工业、染料工业、制药工业的发展十分迅速。1856年，英国化学家帕金（William Henry Perkin, Jr, 1838—1907）首先发明了染料的人工合成方法。不久，德国化学家霍夫曼（August Wilhelm von Hofmann, 1818—1892）相继合成了染料碱性品红和苯胺蓝。人们在应用染料过程中发现，其不仅可以染色布料、毛皮，而且还可以使动物组织着色。更有趣的是，有些染料能使某些特定的细胞而不是所有的细胞着色；还有一些染料能使一种细胞的某一部分而不是整个细胞着色。于是，染料成了科学家观察有机体结构的一种非常有用的工具。起初，能应用于有机体染色的染料为数不多，19世纪末，随着德国染料工业的迅速发展，生产出了各种染料，极大地拓展了科学家观察研究的范围。医学家开始用特殊染料使有机体的组织和细胞染色，在显微镜下进行观察研究。

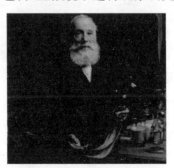

图3-3　英国化学家帕金

德国医学家艾利希（Paul Ehrlich, 1854–1915）正是在这种背景下发明血细胞染色方法的。艾利希的叔父魏格特（Carl Weigert, 1845–1904）是德国著名的病理学家和组织学家，也是细菌和组织染色方法的创立者。他发明的许多染色人体组织和细胞的方法，有些一直沿用至今。艾利希在魏格特的影响下，自幼爱好动物学和化学。在大学学习阶段，他就对化学染料与有机体组织细胞染色的关系产生了极大的兴趣，并开始研究某些化学物质对动物组织的作用。他不仅对机体的化学过程充满兴趣，而且也十分关注机体中更小的成分——细胞的构造和成分。当时还很少有医生将化学与医学结合起来研究，值得庆幸的是，斯特拉斯堡大学教授、艾利希的老师沃尔德耶尔-哈兹（Heinrich Wilhelm Gottfried von Waldeyer-Hartz，1836—1921）恰好支持这种观点。沃尔德耶尔-哈兹赞同艾利希的研究计划，并鼓励这个青年人在科学研究上走自己的路。在斯特拉斯堡大学学习期间，艾利希就发表了关于化学物质在体内的分布及其与药物作用关系的论文。

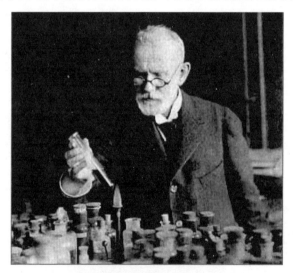

图3-4　艾利希

虽然艾利希对用化学方法研究生命现象充满兴趣，但他对当时大学里死板的教学方法十分厌恶，所以艾利希经常逃课，尤其是化学课。结果是艾利希不能通过课程考试，不得不留级一年。然而，他并不懊恼，而是继续将时间都倾注在捣弄各种染料上。他专心研究，不修边幅，以致于染料弄得到处都是。数年后，一位教授指着艾利希曾使用过工作台说："艾利希工作的痕迹实际上是不可摧毁的。"德国著名科学家科赫（Robert Koch, 1843—1910）也时常提及一个有关艾利希的小故事：在去布雷斯劳大学鉴定白喉杆菌时，他被邀请参观实验室。实验室的负责人指着艾利希的办公桌告诉他：这是艾利希的工作台。艾利希是一个非常出色的染料师，但考试却经常不及格。

当时，德国学生为了获得学位，经常在几所大学学习。艾利希曾在布雷斯劳大学、斯特拉斯堡大学、布赖斯高地大学、弗莱堡大学和莱比锡大学等多所学校学习过。在布雷斯劳大学时，他对实验室的工作十分感兴趣，他发明的染色技术揭示了许多细胞的基本构造。刚发现碳疽杆菌的科赫在布雷斯劳大学访问时曾与艾利希探讨了染色问题，从此，艾利希和科赫结下了深厚的友谊。

艾利希不仅热衷于实验观察，而且善于独立思考。在大学学习期间，一次在观察铅中毒死者的组织变化时，他发现凡是生前被诊断为严重铅中毒病人的身体组织，在做尸体病理检查时，把组织浸入含铅的溶液中，这些组织的细胞也最容易吸收和积蓄铅。艾利希敏锐地意识到人体的不同组织和器官对特定的化学物质可能存在着不同的"亲和力"。于是，他开始用各种染料对人体组织标本进行染色，以确定能使特定组织和细胞染色的染料，并了解它们之间的相互关系。

1878年，艾利希在莱比锡大学毕业并获医学博士学位。他的博士论文是关于染料应用于显微镜观察的理论和实践问题，主要内容是关于如何应用各种苯胺染料进行动物组织染色的理论和技术。这篇论文包含了艾利希关于染料和染色方法的许多设想，实际上已经奠定了他今后为医学做出巨大贡献的思想基础。1891年，艾利希在一本关于有机体组织对染料的不同反应的著作中介绍了血细胞的染色方法。1898年，他与同事又合作出版了一本论贫血的著作，总结了正常和病理情况下对血液的观察，内容包括血液

039

观察的方法学、正常和病理情况下的红细胞、白细胞、淋巴细胞以及白血病的细胞特点等。

在研究过程中，艾利希发现染料分为酸性、碱性和中性三类，不同的染料对于白细胞内的颗粒染色结果不同，由此他第一次提出了白细胞的分类方法。艾利希因为这些著名的观察和方法学的建立，被誉为现代血液学的奠基人。

血液形态学的发展

在列文虎克使用显微镜观察血液细胞后的相当长一段时间内，血液形态学的观察基本上停滞不前，主要是由于显微镜制造技术没有改进，显微镜在当时主要是作为一种上流社会家庭的摆设，而不是科学研究的工具。18世纪中叶，英国医学家休森（William Hewson，1739—1774））应用他自己改进了的显微镜，测量了不同动物血细胞的大小和形状。他发现红细胞通常是扁平状而不是球形的。他还发现血液的凝集发生在血浆中，而不是在红细胞中。由于休森的这些开创性的研究，在英国他被称为血液学之父。

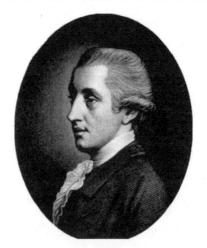

图3-5　休森

到了19世纪30年代，科学家研制成功了消色差透镜和复式显微镜，为科学观察者提供了更清晰的观察视野。新工具的出现激起了科学家进一步深入观察微观世界的热情，这时有位法国医生安德列开始注意到某些疾病与血液中细胞成分变化之间有着密切的联系。当时，布朗学说在医学中占据着主导地位，布朗学说认为人体的大多数疾病是胃肠道不良刺激的结果，提出通便和放血是这类疾病的基本治疗手段。这一学说的流行程度可以从下面的数据得到验证：当时医生除使用静脉切开放血之外，更大量的放血方法是利用水蛭吸血，因为静脉切开毕竟还是有一定的危险性的。由于大量的放血治疗，造成法国的水蛭供不应求。1833年，法国在一年内进口水蛭4150万条。

由于放血治疗的流行，贫血因此成为一种常见的症状。安德列在临床研究中，发现许多贫血病人的红细胞数量、浓度、大小和形状都在不同程度上表现出异常。安德列首先提出贫血可能是红细胞被破坏（溶血）的结果。他把贫血描述为红细胞数量的减少。他认为贫血与萎黄病——由于患此病的病人肤色昏暗，又被称为"处女萎色"——有关。他首先观察到萎黄病病人的红细胞变小。现在医生认为这种疾病主要可能是缺铁性贫血，神经性厌食的病人也会出现萎黄病症状。同时，安德列还仔细观察了多血症、炎症、热病、出血以及水肿病人的血液变化，并测定了血液中球蛋白和白蛋白的含量，是血液学定量研究的开拓者。在法国，安德列被称为血液学之父。

虽然在18世纪已有人描述了白细胞的形态，但直到19世纪英国医生阿迪森（Thomas Addison，1793—1860）和德国医学家微尔啸（Rudolf Virchow，1821—1902）发现白细胞与炎症之间的关系之前，人们似乎不太重视白细胞的研究。阿迪森在研究观察到在炎症中，血液中有一种"无色颗粒"可穿过血管壁，移向炎症发生的部位并形成脓液。19世纪末，新的染色技术使白细胞形态学得到发展。1880年，德国医学家艾利希利用染料使白细胞着色，并发明了根据白细胞染色性质的不同而给白细胞命名的方法，例如嗜中性粒细胞、嗜酸性粒细胞和嗜碱性粒细胞。至今人们依然使用这种命名方法。

041

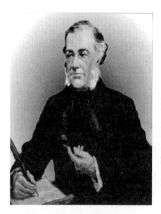
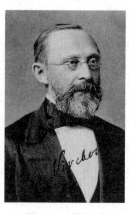
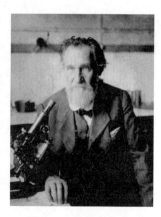

图3-6　阿迪森　　　　　图3-7　微尔啸　　　　　图3-8　梅契尼柯夫

　　白细胞具有重要的生理功能。艾利希认为白细胞起着保护机体免于细菌侵入的作用。在巴黎巴斯德研究所工作的俄国科学家梅契尼柯夫（Elie Metchnikoff, 1845—1916）也提出了白细胞有免疫功能的观点。他还发现了吞噬细胞的功能，即一种细胞可以吞噬另一种细胞。梅契尼柯夫对医学研究的着迷程度使得一般人认为他的行为似乎有点怪异。一位著名分子生物学家回忆说，在他童年时，梅契尼柯夫到他家做客，梅契尼柯夫外衣口袋里装着含有血液的试管和其他实验用品给他留下了深刻的印象。梅契尼柯夫敏锐的洞察力使他赢得了1908年诺贝尔生理学或医学奖。

　　免疫（immune）或免疫性（immunity），是生物体识别和清除抗原性异物的一种生理性反应。免疫系统包括免疫器官，免疫细胞和免疫分子三类。免疫器官主要由淋巴组织构成，是免疫细胞发生、分化和成熟的场所，包括骨髓、胸腺、淋巴结、脾脏；免疫细胞主要是淋巴细胞，尚有一些如单核－巨嗜细胞等免疫辅佐细胞。免疫分子包括补体、抗体、细胞因子等。免疫细胞不仅定居在淋巴器官中，也分布在皮肤、黏膜等组织中，免疫细胞和免疫分子还可以通过血液、淋巴液等广泛分布全身，发挥免疫功能。

　　我们现在都知道血小板是血液中第三类重要的细胞成分。然而，当初医学界对血小板是否是一类独立的细胞成分这一问题存在着激烈的争论。

这主要因为一是血小板太小,它只有红细胞直径的四分之一大小,二是因为它的形态多变。

1842年,法国医生多奈(Alfred Donne,1801—1878)首先提出血小板是血液中第三类重要的细胞成分。1868年,意大利解剖学家比佐泽罗也认为这些微小的血液细胞产生于骨髓,代表着一个独特的细胞系列。他还提出了血小板可能引起血液凝固的连锁反应。但是,当时法国著名医学家、法国医学科学院的院士哈耶姆(Georges Hayem,1841—1933)则认为血小板是红细胞的前体。虽然他在实验中正确地阐明了血小板与止血之间的关系,但在血小板的形态学研究上却得出了错误的结论。由于哈耶姆的学术地位很高又生性固执,在20世纪血小板的细胞形态学已经得了充分的实验证明后,他还依然顽固地坚持自己的观点。哈耶姆所犯的错误是那些处于医学权威位置上的人按照自己的观点判断事实,而容易产生偏见的结果。

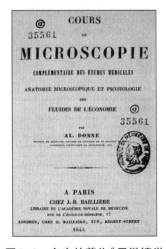

图3-9 多奈的著作《显微镜学》

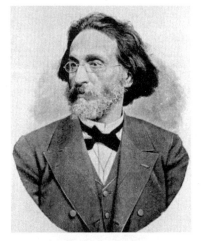

图3-10 哈耶姆

在现代社会,脑血管和心血管栓塞已成为死亡的主要原因之一,研究血小板的文献也日益增加。科学家们对血小板功能的遗传学和生物化学特性的认识也日渐深入,并将这些研究成果应用到抗血小板作用药物的开发中。其中最重要的成果之一是加拿大科学家在1980年报告一项长期研究结果,即阿司匹林能预防男性的冠状动脉的血栓形成。然而,近30年来的研究表明,抗血小板药物在预防心脏病和卒中中的作用仍未完全解决。

血液细胞的计数

现在,每当人们去医院看病时,一般医生都会让病人先去做血液常规检查。当检验师用银针轻轻地刺破病人手指的前端,将一滴血液吸入细管后,病人血液中的最基本变化就会呈现在医生眼前。医生通过病人的血液常规检验,就可对一些疾病的性质和严重程度做出大致的判断。如是否贫血、是否存在感染、是否能进行外科手术治疗等。所谓血液常规检查,主要就是观察血液中各种细胞成分的状况,它一般包括血红蛋白的含量、红细胞数目、白细胞数目、不同类型白细胞的分类情况以及血小板的数目。人类血液常规检查的正常值为:

红细胞(RBC)计数:男性(4.0 ~ 5.5)×10^{12}/L 或(4.0 ~ 5.5)×10^6/ul

女性(3.5 ~ 5.0)×10^{12}/L 或(3.5 ~ 5.5)×10^6/ul

新生儿(6.0 ~ 7.0)×10^{12}/L

血红蛋白(Hb)测定参考值:男性120～160g/L

女性110～150g/L

新生儿170～200g/L

白细胞(WBC)计数:成人(4 ~ 10)×10^9/L 或4000 ~ 10000/ul

新生儿(15.0 ~ 20.0)10^9/L

6个月 ~ 2岁(11.0 ~ 12.0)10^9/L

白细胞分类(DC)参考值:中性粒细胞0.50～0.70或50%～70%

嗜酸性粒细胞0.005～0.05或0.5%～5%

嗜碱性粒细胞0～0.01或0%～1%

淋巴细胞0.20～0.40或20%～40%

单核细胞0.03～0.08或3%～8%

血小板（PLT）计数:（100～300）×10^9/L或10万～30万/ul）

实际上，人类对血液细胞成分的定量研究时间并不长。直到19世纪中叶，医学家们才开始进行血液的定量研究。最早从事这项研究的是德国医学家维若德（Karl von Vierordt, 1818—1884）。维若德出生在巴登的一个小城镇，曾先后在海德堡、哥廷根、柏林和维也纳学习医学，毕业后按照父亲的希望开业行医。然而，他对医学研究兴趣更浓，不久他就决定放弃行医，并在图宾根大学争取到了一个理论医学副教授的职位。在获得新职位后，他以极大的热情投入到当时医学最热门的血液研究工作中。1851年，他研制出一个血球计数器，设计了一种测量单位容积中血细胞数目的方法。用这种方法，他测得自己的血液的红细胞数是每立方厘米501万个。不过他的这种方法相当费时，每做一次测定都得花上3个多小时。在维若德的血细胞计数方法发表后，一些医生又对这种方法进行了多次改进，其中影响最大的是德国医生托玛（Richard Thoma, 1847—1923）。1881年，托玛提出了一种新的血细胞计数方法，他设计了一个汲取红细胞的吸管和载玻片，载玻片中间是一平方厘米的计数区，它又被分为400个小方块。将血液滴入计数区，然后放在显微镜下计数。这就是至今有时还在临床上应用的红细胞计数方法。他还设计了白细胞的计数方法。

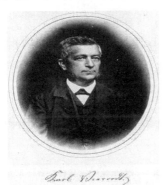

图3-11　维若德

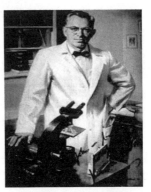

图3-12　温特罗伯

中国科普大奖图书典藏书系

当然，现在最常用的红细胞计数方法是电子计数器计数。最早的电子计数器诞生于1956年，现在医院里使用的电子计数器已是经过了多次改进。

19世纪下半叶，随着复式显微镜制造技术的改进，医学家在血液细胞成分的研究方面取得了较多成果，例如对单位容积中的血细胞进行计数，对各种白细胞进行分类。这些成果极大地推动了疾病诊断学的进步。20世纪初，加拿大医生温特罗伯（Maxwell Myer Wintrobe, 1901—1986）发明了血球容积计，使得对红细胞的形态学的实际观察成为可能，他还是著名的《临床血液学》（*Clinical Hematology*）前六版（1942—1968）的作者，该书至2013年已至第十三版，加拿大和美国都将他视为20世纪血液学之父。

血液化学的研究

19世纪初，医学家对血液的理解与两千多年前古希腊医学家的理解几乎相差无几。虽然早在17世纪，已有学者描述了静脉血在与空气接触后，颜色发生从暗到亮的变化，并通过实验证明了某种气体与生命维持有关，但是直到100年以后，科学家才确定了这种与生命维持有关的气体是什么。18世纪下半叶，英国化学家普利斯特里（Joseph Priestley, 1733—1804）分离出了氧气。由于对自己的发现不确定，他将这个发现告诉了他的朋友，法国著名科学家拉瓦锡（Antoine-Laurent Lavoisier, 1743—1794）。拉瓦锡得知普利斯特的重要发现后，立即认识到了它的重要性，并开始对呼吸、燃烧和氧气进行了实验。1777年，他已形成了一个生命作为一种氧化过程的化学理论。但是法国革命终止了他们的工作，普利斯特里在他的教堂被洗劫后流落到美国，而拉瓦锡则被送上了断头台。

尽管普利斯特里和拉瓦锡没有能够完成他们的工作，但科学界对氧与血液研究并没有中断。这个庞大的科学课题从18世纪末开始，一直延续到

20世纪。1840年，德国生物化学家许纳费尔德在观察蚯蚓红细胞时发现了血红蛋白。他描述道：将血液置于两玻璃载片之间干燥和结晶后，我偶尔看到玻璃片之间几乎干涸血液中的长方形的晶体结构，在显微镜下边缘清晰并呈鲜红色。这种结构便是血红蛋白分子。1851年，德国生理学家冯克（Otto Funke，1828—1879）成功地获得了血红蛋白晶体。1862年，另一位德国科学家霍普-塞勒（Fel IX Hoppe-Seyler，1825—1895）证实血红蛋白能携带和释放氧。在血红蛋白功能研究上贡献最大的当属丹麦科学家波尔（Christian Bohr，1855—1911）在氧气输送方面的研究工作，他用数学表达了氧与血红蛋白的关系，即著名的S形氧离曲线。他提出的氧离曲线描述了血液的一种显著特性——对氧气可变化的亲合力。波尔家族具有优秀的科学研究传统。他的儿子尼尔斯·波尔和孙子阿格·波尔分别获得了1922年和1975年诺贝尔物理学奖。

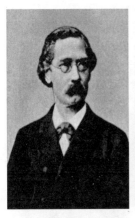

图3-13　霍普-塞勒

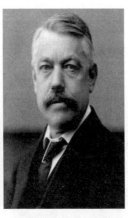

图3-14　波尔

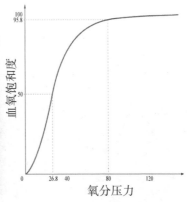

图3-15　氧离曲线

到19世纪末，血液的许多重要功能逐渐被医学家们所认识。这些功能的认识与血液化学分析的发展密切相关。前面已经提到，19世纪医学家在血液的细胞成分研究方面取得了较大的进展，但是对血液中其他成分还知之甚少。实际上，当时已有一些医学家开始关注正常和异常情况下血液中化学成分的变化，例如罗杰坦斯基、安德列、马根迪和伯纳德等人都注意到了机体组织细胞在没有解剖学变化之前，已显现出疾病的征兆，因此推测这些病变可能与血液中的化学成分变化有关。法国著名医学家伯纳德提出的"内环境"（milieu internal）概念，强调了血液在调节"内环境"稳定方面的重要作用。然而，由于测试手段的限制，他们只能做简单的半定量研究，如血糖、尿酸的检测，对血液中的大多数成分并不了解。

直到20世纪初，随着分析化学的发展和各种测量仪器的发明，血液中的各种代谢产物才逐渐被人们所知。在这一领域做出了突出贡献的医学家有弗林（Otto Folin, 1867—1934）、挪威临床化学家邦恩（Ivar Christian Bang, 1869—1918）和美国临床化学家斯莱克（Donald Van Slyke, 1883—1971）等人。1919年，弗林发表了他最著名的血液分析方法。该方法可准确测定血液中的糖、尿酸、尿素氮、肌酸酐、氨基酸氮、非蛋白氮和氯化物。这些测定对临床诊疗具有重要价值。1920年，我国生物化学家吴宪（1893—1959）对弗林的血糖分析方法做出了重要的改进，后来人们将他们的分析方法称为弗林—吴方法（Folin-Wu method）。

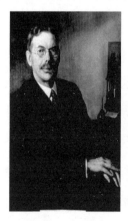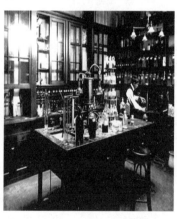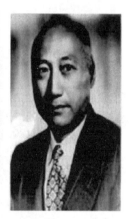

图3-16　弗林　　　　图3-17　弗林的实验室　　　　图3-18　吴宪

1914年，斯莱克被聘为洛克菲勒医院的临床化学家。他认为患者死于糖尿病时常有酸中毒昏迷，但当时没有办法准确地评估酸中毒的发生或测量碱治疗的效果。为此，他发明了测量血液中碳酸氢钠浓度的简单的气体容量法。他发明了范斯莱克气体体积装置非常实用，很快就在几乎所有的临床实验室和生化实验室中得到了广泛的使用。他建立了酸碱异常的诊断标准，即使在今天依然还在使用。他还发表了一系列研究血液中气体和电解质平衡的论文，主要关注作为氧气和二氧化碳载体的血红蛋白的作用。

1932年，美国医学家坎农（Walter Bradford Cannon，1871—1945）在他著名的《躯体的智慧》（*The Wisdom of the Body*）一书中发展了伯纳德"内环境"的概念，提出了"稳态"（homeostasis）学说。坎农的"稳态"学说也论述了血液在维持内稳态上的重要功能。坎农认为，血液中的水、电解质、各种蛋白质以及其他物质的平衡是维持机体健康的关键因素，若这些物质的代谢发生紊乱，就会导致机体功能发生障碍。

表 3-1　重要生理功能的血液检测

生理功能	检测指标
传导	K^+, Ca^{2+}
收缩	Ca^{2+}, Mg^{2+}
能量代谢	血糖（Glucose），PO_2，Lac，Hct
通气功能	PO_2，PCO_2
血液灌注	Lactate，$SO_2\%$，Hct
酸碱度	pH，PCO_2，HCO_3^-（calculated）
渗透压	Na^+，血糖（Glucose）
电解质平衡	Na^+，K^+，Ca^{2+}，Mg^{2+}
肾功能	尿素氮（BUN），肌酐（Creatinine）

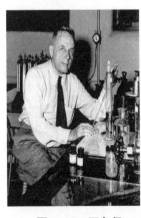

图 3-19　瓦尔堡

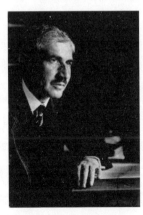

图 3-20　迈耶霍夫

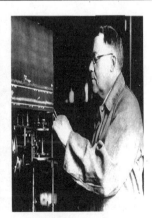

图 3-21　坎农

红细胞化学功能的研究是20世纪初期医学家关注的领域之一。红细胞无核、无线粒体。它们是"无脑的"寿命为120天的小包裹，在肺和组织之间传送氧和二氧化碳。他们的其他功能包括缓冲，但是他们的生理学功能主要是在维持他们的血红蛋白和细胞壁的完整性以提供安全、有效地携带他们的乘客。在这一系列过程中，酶是关键。科学家们在研究中已经知道，红细胞是糖的消耗者，但是红细胞如何利用糖而不消耗氧却一直是一个悬而未决的问题。德国生理学家瓦尔堡（Otto Warburg，1883—1970）在德国海军生物研究所工作期间（1908—1914），在研究细胞呼吸时，证明了呼吸酶是一种含铁的蛋白质，他称之为铁氧酶。1931年被授予诺贝尔生理学或医学奖。1918年，生物化学家迈耶霍夫（Otto Meyerhof，1884—1951）在基尔大学工作时专注于肌肉的生物化学研究。科学家们已经知道活动的肌肉会蓄积乳酸。迈耶霍夫精细地进行了一系列实验后指出，在所消失的糖原同所出现的乳酸之间存在着一定数量的关系，而且在此过程中并不消耗氧。活动肌肉中所发生的是厌氧的（糖原）酵解作用。迈耶霍夫还证明，如果肌肉在活动之后休息，则一部分乳酸被氧化（分子氧被消耗，以补偿生理学家所称谓的"氧债"）。通过这一方式形成的能量，使大部分乳酸再转变为糖原成为可能。迈耶霍夫由于这一成果而荣获1922年诺贝尔生理学或医学奖。

第二次世界大战时期，美国军队为了预防在太平洋地区作战的士兵感染疟疾，让士兵中服用奎宁。然而，医生发现一些士兵在服用奎宁之后，发生溶血性贫血，其中大多数为黑人男性。后来在朝鲜战争期间，当应用伯氨喹啉（primaquine）预防疟疾时也出现了类似的现象。20世纪50年代中期，美国科学家观察到那些发生溶血病人的红细胞对这种药物异常敏感，经过研究发现，其原因是因为在这些病人的体内缺乏一种被称为6-磷酸葡萄糖醛酸脱氢酶（G-6-PD）的物质。这项发现不仅解释了药物引起溶血的问题，而且也揭开了一种自古以来就有的，与吃蚕豆相关的疾病——蚕豆黄——豆类中毒的科学基础，即某些人在吃豆类之后发生溶血，也是由于体内缺乏

6-磷酸葡萄糖醛酸脱氢酶。

现在我们知道血液的主要功能包括：①运送氧和二氧化碳。红细胞中的血红蛋白与氧结合，将输送氧从肺到机体的细胞，携带二氧化碳从细胞到肺。②运输营养物质从肠道到细胞。③运送代谢产物。主要是将含氮物质运送到肾脏，皮肤和肠道，排除体外。④保持机体的体液平衡。⑤运输物质（例如激素），从它们的产生地到作用地。⑥通过分布体热调节体温。⑦保持机体的正常酸碱平衡。⑧通过白细胞和各种可溶性蛋白，如抗体和补体的活动防御微生物和外来蛋白的入侵。⑨通过提供凝固物质来稳定损伤和促进愈合。

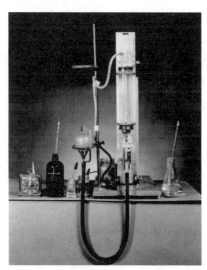

图3-22　斯莱克发明的CO_2分析仪

18世纪以来，医学家和化学家对血液中的酸碱平衡问题一直抱有浓厚兴趣，但是，直至20世纪初pH玻璃电极的发明，才为pH的测量找到了一种有效的方法。血气分析方法在20世纪50年代中期得到迅速发展，至今已能高度数字化和自动化地整合分析血气、电解质和代谢产物。血气分析仪的发展过程大致分为三个阶段。①血液pH平衡仪阶段：1954年，阿斯楚普和易布森发现，检测血液的pH值可以为有呼吸窘迫的小儿麻痹症患者的治疗提供重要诊断信息。1954年，丹麦雷度米特公司研制出第一台pH检测计，很快就在临床上得到了广泛应用，用于评估呼吸性及代谢性酸中毒或碱中毒。②酸碱血气分析仪阶段：1970年，美国康宁医疗公司研制出推出第一台ABG分析仪，可用单个样品同时测量pH、氧分压和二氧化碳分压三个参数。③全自动酸碱血气分析仪阶段：20世纪90年代，美国Nova Biomedical公司制造了用于临床、重症、看护、急诊或实验室一般诊断检测用的血气、电解质和代谢物质的分析仪。

表 3-2 现代血液学检测技术年表

时 间	内 容
1851	德国医学家维若德（Karl von Vierordt，1818—1884）研制出一个血球计数器。
1873	法国医学家马拉瑟（Louis-Charles Malassez，1842—1909）发明血细胞计数方法。 美国医学家奥斯勒（William Osler，1849—1919）描述血小板的功能。
1917	美国医学家斯莱克（Donald Dexter Van Slyke，1883—1971）发明 CO_2 测量仪器。
1919	美国医学家弗林（Otto Folin，1867—1934）发明血液分析方法，1920 年，吴宪改进了该方法，因此被称为"弗林—吴方法"。
1945	英国剑桥大学免疫学家库姆斯（Robin Coombs，1921—2006）与血液学家穆兰特（Arthur Mourant，1904—1994）和遗传学家莱斯（Robert Race，1907—1984）发明了能检测红细胞表面抗体的一种新试验，是诊断免疫溶血性贫血的主要方法。该方法被称为 Coombs 试验，也称为抗人球蛋白试验。
1954	丹麦临床化学家阿斯楚普（Poul Astrup，1915—2000）和易布森（Bjorn Ibsen，1915—2007）发明血液 pH 值检测仪。
1956	美国生物化学家克拉克（Leland C. Clark，1918—2005）发明血氧测量方法。
1958	美国麻醉学家塞维林豪斯（John W. Severinghaus，1922— ）成功研发二氧化碳分压测量方法。
1965	美国医学家普尔（Judith Graham Pool，1919—1975）研制出名为冷沉淀（Cryoprecipitate）的血液产品，其含有凝血因子 VIII，可用于治疗血友病患者。
1970	丹麦雷度米特公司研制出第一台血气分析仪。
1996	美国诺瓦生物医学公司研制出第一台全血生化分析仪。

第四章　输血：从观念到实践

　　尽管人们早已认识到血液是生命的重要保证，也曾尝试过用外来血液拯救因失血而危在旦夕的生命，然而，在人类发现血型之前，这类勇敢的尝试大多是悲剧性的结局。

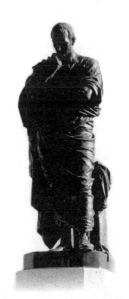

图4-1　罗马诗人奥维德

　　古代文本最早提到将血液作为"药"的是罗马诗人奥维德（Ovid，公元前43—公元17）。在15卷史诗性的神话诗集《变形记》（*Metamorphoses*）的第7卷"美狄亚、西法罗斯和普洛克里斯"（*Medea，Cephalus and Procris*）中，奥维德描述了女巫美狄亚如何让贾森年老的父亲埃森恢复青春的活力：

美狄亚从鞘中抽出利剑，割开老人的喉咙，

让所有的血流了出来。

她将长生不老之药灌入老人的静脉；

他的嘴唇、胡子和头发不再是老人那样的苍白，

迅速呈现出自然的活力与光泽；

他获得了全新的生命，显现出青春的明媚。

除了神话作品外，老普林尼（Pliny the Elder, 23—79）也描述了罗马人冲进竞技场喝垂死的角斗士的血。他们认为，角斗士具有坚强和勇敢的品质，因此喝角斗士的血可益于自身健康。这种行为显然非常残忍，公元193年，罗马皇帝塞维鲁（Septimius Severus, 145—211）颁布禁令，严禁此类行为。饮血治病的行为在其他文化传统中也存在，例如，古挪威人认为喝了海豹和鲸鱼的血液可治疗癫痫和坏血病。

据记载，欧洲历史上的第一次输血是在1492年。当时一位医生梅尔（Abraham Meyre）为了救治濒临死亡的教皇英诺森八世（Pope Innocent VIII, 1432—1492），他将一些血作为药物让教皇喝。所以，口服血液作为一种治疗措施在医学史上的确被尝试过。

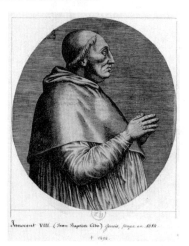

图4-2 教皇英诺森八世

1628年，在哈维发现血液循环后，有人对通过血管输血产生了兴趣，并开始进行试验。最早尝试进行动物输血实验的是一位名叫波特（Francis Potter，1594—1678）的英国牧师。实际上波特是多才多艺的人，他除了本职评注《圣经》之外，他还是画家、实验爱好者，并是皇家学会会员。他在1650年至1653年间进行过多次动物输血的实验，并将这些实验结果通过书信向皇家学会报告。当时英国著名的哲学家、科学家波义耳（Robert Boyle，1627—1691）曾记录了他的朋友瑞恩（Christopher Wren，1632—1723）医生的一次成功的输血实验。瑞恩医生用一支大翎毛杆和动物的膀胱作为输血的注射器，先用它从一只羊羔体内抽出血液，然后再将抽出的血液注射入波义耳饲养的狗的血管中，这次输血获得了成功。1666年，英国皇家学会会员、医学家劳尔（Richard Lower，1631—1691）使用一根银管作为连接器，进行从一个动物的动脉至另一个动物静脉的血液直接输入试验。从《波义耳通信集》中可看到在当时的英国，输血实验引起了许多人的兴趣，他们将自己的输血实验写信告诉波义耳。进行输血实验的人既有医生，也有建筑师，还有牧师。

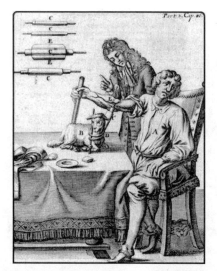

图4-3 丹尼斯进行羊—人直接输血

1667年6月15日，法国医生丹尼斯（Jean-Baptiste Denis，1643—1704）

将羊羔的血直接通过静脉输入一个15岁的男孩体内,以此治疗他的躁狂症。据说这是首次成功地将输血应用于临床。然而,第二年,当他进行第三次动物—人的输血时,病人不幸身亡。丹尼斯因此被告上法庭,但法院裁定病人是被他的妻子毒死的,医生无罪。虽然丹尼斯逃过了指控,但公众对输血的热情急剧下降,输血活动从此终止了几乎一个半世纪。

失败的教训使人们不得不暂时放弃输血治疗的企图,然而,到19世纪初,输血治疗再次受到医学界的重视。导致输血治疗再次受到关注的原因来自两方面。一方面是来自妇产科学的迅速发展。在19世纪,妇产科学成为了医学的一门主要学科,欧洲的许多医院都建立了妇产科病房。分娩从家庭事务转变成为医学事件,即从产婆在产妇家接生转变为产妇到医院由医生接生。接生的医学化导致了医生们开始关注如何对付产妇生产过程中最危险又最棘手的问题——产后出血问题。1829年,伦敦盖育医院的布伦德尔(James Blundell, 1791—1878)医生尝试为那些产后大量出血的病人输血,他用注射器抽了住院医生的血注射给出血的产妇。他的这种英雄行为救活了几位产妇,然而这一成功具有很大的偶然性。当然也有许多失败,但即便是死于输血反应,在当时也被认为是原来大出血的结果。

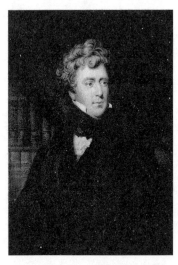

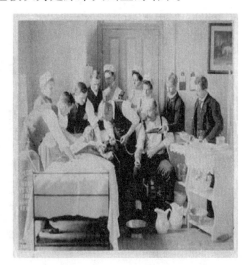

图4-4　布伦德尔　　　　图4-5　19世纪医生进行人—人直接输血治疗

输血的另一个动因来自战争中抢救伤员的需要。在1870—1871年的普法战争期间，奥地利、比利时和俄国的军医都曾在战场上做过战士与战士之间的直接输血。然而，在大量的输血实践中，不断出现一些令医生头痛的问题。有的病人在输血之后，会表现出不明原因的畏冷发热、头疼胸闷、呼吸急促和心力衰竭等临床症状，甚至其中一些病人往往因此而死亡。

输血是有一定危险性的，主要表现在三个方面，即血型不配、血液凝固和因输血而导致的感染。前两个是输血能否成功的关键性问题，而后一个问题则是输入的血液是否安全的问题。只有解决了这三个关键问题，输血才能成为一种安全可靠的挽救生命的治疗方法。

血型的发现

血型是人类血液型别的一种标志。人与人之间的血型并不完全相同。人们通常所说的血型指的是ABO血型。所谓ABO血型是指血液中红细胞带有不同的抗原物质。在红细胞上含有A抗原的，称为A型；含有B抗原的，称为B型；同时含有A和B两种抗原的，称为AB型；既不含A抗原又不含B抗原的称为O型。因此，在ABO系统中，血型可分为A、B、AB和O四种。ABO系统是最早，也是最常用的血型分类系统。

随着医学科学的发展，人们对于血型的认识也越来越深刻。由于血液内部的组成成分多种多样，各自所具有的抗原物质的性质也不一样，因此，人类的血型是千差万别的。如单单红细胞就已发现有20多种血型系统，不同的血型抗原就有400多种。白细胞上的抗原物质更为复杂，仅本身就有8个系统近20种血型抗原，此外还有白细胞血型抗原和与其他组织细胞共有的抗原，其中与其他组织细胞共有的抗原目前就已检出148个。这类抗原也称为人类白细胞抗原（简称HLA抗原）。白细胞上复杂的抗原物质与白细胞的分化成熟、白细胞功能等有密切关系。血小板有特异性抗原7个系统，内又有10多种抗原，另外还有20多种血清蛋白、血清酶以及30多种抗原种类，共计在600种以上。如按这个数字再进行排列组合，那么人类血型就有数十亿种之多。

那有没有完全相同的血型的人呢？在目前还不允许克隆人的情况下，只有一种情况——人类除同卵双生子女外，再也找不到两个血型完全相同的人了。

很久以前，虽然有很多人已经认识到血液对于人的生命的重要，但却不知道人类血液还存在型别之分。因此，曾发生过许多因输血而致死的悲剧。直到1900年，血型的奥秘才被奥地利维也纳大学一位名叫兰德斯坦纳（Karl Landsteiner，1868—1943）的病理学家揭开。

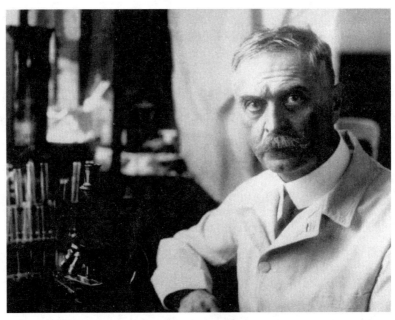

图4-6　兰德斯坦纳

兰德斯坦纳出生于音乐之都——奥地利的维也纳，上大学时，他主攻医学和化学。在维也纳病理研究所开始从事输血反应的研究，前人输血的经历既带来了生的希望，同时也为病人引向死亡的归途，他试图解开输血反应的秘密。首先，兰特斯坦纳排除了种族、性别、血缘差异引起输血反应的揣测。他仔细检查和分析了因输血反应而死亡的病人所表现的种种病理变化，大胆地推测，这种病理改变是因为输入的血液和身体里的血液混合以后造成的。1900年，兰特斯坦纳为了观察不同人的血液混合所发生的变化，从自己和实验室里5位同事的静脉里各抽出几毫升血，又将每个人的血液分成淡黄色半透明的血清和鲜红色的红细胞两部分。然后，分别注入6个试管，标上每个人的名字。又在一个白色的大瓷盆上，分别滴下6滴来自同一个人的血清。洁白的瓷盆上，6滴血清整齐地排列开，呈现出匀净的淡黄色。再把从每个人的血液里分离出来的红细胞分别滴在瓷盆里每一滴血清上。霎时间，让他毕生难忘的奇怪现象出现了！在同一个人的血清里，滴入来自不同人的红细胞，出现了两种不同的结果：有的血清里滴入红细胞后，仍然均匀地分布着，呈现出均匀一致的淡红色；而另一些血清里的红细胞，却凝结成絮团状。红色的血细胞凝块，散布在淡黄色的血清里，形成鲜明的对比。

为了得到更为科学准确的结果，兰德斯坦纳又把另外5个人的血清逐次滴在瓷盆上，再把6个人的红细胞分别滴入。结果更加明显，每个人的血清都不和自己的红细胞发生凝集，有些人的血清和所有别人的红细胞不发生凝集，而有些人的血清仅和部分人的红细胞发生凝集。这种红细胞的凝集反应，不正是输血反应的根源吗？不同人所出现的凝集反应，不就代表了不同人的血型吗？血型秘密终于被发现了。

兰德斯坦纳从实验结果中得出不同人之间血清和红细胞出现凝集反应的内在规律：每个人的血清和自己的红细胞相遇，都不会发生凝集；而不同人的红细胞和不同人的血清相混，则可以出现凝集或不凝集两种截然不同的结果。据此，兰德斯坦纳大胆地宣告：人类存在着3种血型。他认为不同血型红细胞和血清相混产生的凝集反应，就是致人死命的输血反应的秘密所在。因为相同血型的血液相混不会发生凝集，因此只要在相同血型的人之间进行输血，就不会导致致命的输血反应。真理大白于天下，从此，临床输血才步入科学的轨道，人类的血液才发挥出救护生命的巨大作用。

后来，兰德斯坦纳又提出：在输血前先测定病人和输血者的血型是否一致，以此来避免输血反应事故的发生。兰德斯坦纳的这一研究成果找到了以往输血失败的主要原因，为安全输血提供了理论指导。这之后，医生们根据需输血人的血型，选择合适的供血人，建立了安全的现代输血术，挽救了无数伤病者的生命。特别是在此后的两次世界大战中，输血为减少不必要的伤员死亡发挥了重要作用。

值得一提的是，智者千虑必有一失，兰德斯坦纳这样的大科学家都不例外。1902年，兰德斯坦纳的学生狄卡斯德罗对155个正常人重复了兰德斯坦纳的血清和红细胞交叉凝集试验，结果发现除了兰德斯坦纳报告的3种血型反应之外，还存在第四种血型，这种血型被兰德斯坦纳忽视了。这第四种血型的红细胞除了对自己的血清相遇不发生凝集以外，对所有其他人的血清都发生了凝集。这就是AB血型！

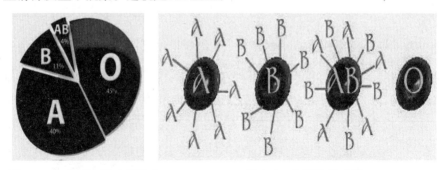

图4-7　A、B、O、AB血型分布　　　图4-8　红细胞模式图

1907年，捷克医生简斯基（Jan Jansky，1837—1921）总结归纳了这4种血型的相互关系，首次对ABO血型系统进行了分类，从而有利于输血的开展。后来为了避免命名的混乱，国际上又统一对4种血型命名，分别定为A型、B型、O型、AB型。1927年，兰德斯坦纳与美国免疫学家列文（Phillip Levine，1900—1987）共同发现血液中的M、N和P因子，导致此后MNSS血型系统的发展。

Rh是恒河猴（Rhesus Macacus）英文名称的头两个字母。1940年，兰德斯坦纳和英国医师威纳做动物实验时，发现恒河猴和多数人体内的红细胞上存在Rh血型的抗原物质,故而命名的。凡是人体血液红细胞上有Rh抗原(又称D抗原)的,称为Rh阴性,从而比较科学、完整地解释了某些多次输同型血而发生的溶血症问题。这样就使已发现的红细胞A、B、O及AB四种主要血型的人,又都分别一分为二地被划分为Rh阳性和阴性两种。

现在医学家已知道了上百种血型,但最重要的还是ABO和Rh系统两类血型系统。在我国,Rh血型是仅次于ABO血型的另一个重要的血型系统。在我国汉族和大部分少数民族人群中Rh阳性占99%以上,因此在一般的临床输血中较少发生Rh血型不合问题。但在某些少数民族人群中,Rh阴性的人较多,应予以注意。

兰德斯坦纳对于人类血型的杰出研究成果,不仅为建立安全的输血术和治疗新生儿溶血症提供了理论基础,而且对免疫学、遗传学、法医学具有重大意义。为此,他荣获1930年诺贝尔生理学或医学奖。

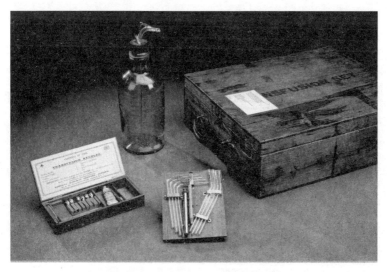

图4-9　20世纪中期使用的输血箱

今天,这样一个医学常识已深入人心,即O型血可以输给任何一种血型的人,而AB型的人可以接受任何一种血型的人输出的血,此外都必须在同种血型之间进行安全输血。所以,具有O型血的人被称为"万能输血者",AB型血的人则被称为"万能受血者"。从血型抗原和抗体的免疫学理论看，O型血是不可以输给A型、B型、和AB型人的。但是，由于O型血的红细胞上既没有A抗原又没有B抗原，输给A、B、AB型人后，O型红细胞不被受血者血清中的相对的抗A或抗B抗体结合，因而输入的O型红细胞不受破坏，从而发挥其良好的携带氧气和排除二氧化碳的功能，人们称O型血的人为"万能输血者"只是从这一点来说的。在通常情况下，我们不主张将O型血输给其他血型的人，是因为在O型血的血清中，含有抗A和抗B两种抗体，输入其他血型的人的体内后，它可以与受血者血液中的红细胞发生凝集继而产生溶血。由于输入的血量少，受血者体内的血液量大，通过血液循环的稀释，和受血者血浆中存在的一些A型或B型的血型物质对O型血清中的部分抗A和抗B抗体的中和，可以把结合的红细胞的溶血机会降低。但是如果输入的O型血量较大，而且血清中所含抗A抗B抗体浓度很高，同样可以发生严重的输血反应，由此可见，"万能输血者"并非万能，它同样潜伏着严重的危险性。综上所述，除非特殊情况下，O型血是不可以输给其他血型的人的，AB型血也不能任意接受大量其他的血型。同型血相输应视为输血领域中最重要的基本原则。血型的发现，揭开了人类输血历史重要的一页，也是人类对于人体血液生理功能认识的一大飞跃。

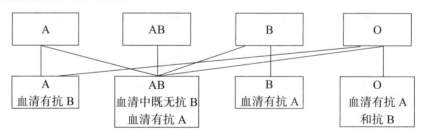

从20世纪50年代初期开始，医学家们陆续发明了从血液中分离红细胞、白细胞和血小板的技术。从而可以根据病人的需要，提取不同的血液成分，制成各种血液制品，如代浆血、浓缩红细胞、洗涤红细胞、冰冻红细胞、少白细胞的红细胞悬液、血小板和白细胞浓缩液等。目前，在欧、美、日等发达国家和地区，成分输血的比例已达70%～80%。这种成分输血术成为输血

术发展史上的又一次革命。

表 4-1　人类主要血型发现年表

血　型	发现时间	发　现　者
ABO 血型系统	1901	Landsteiner K
M/N 血型系统	1927	Landsteiner K，Levine P
P 血型系统	1927	Landsteiner K，Levine P
Secretor/Non-（ss）	1932	Schiff F，Sasaki H
Factor Q	1935	Imamuras S
Rhesus（Rh）	1940/41	Landsteiner K，Wiener A
Lutheran（Lu）	1945	Callenders S，Race RR，Paykoc Z
Lewis（Le）	1946	Mourant AE
Kell（K）	1946	Coombs RRA，Mourant AE，Race RR
Factor S/s	1947	Walsh RJ，Montgomery C
Duffy（FY）	1950	Cutbush M，Mollison PL
Kidd（Jk）	1951	Race RR et al.
Diago（Di）	1954	Levine P et al.
Yt	1956	Eaton BR et al.
Auberger（AU）	1961	Salmon C et al.
Xg	1962	Mann JD et al.
Dombrock（Do）	1965	Swanson J et al.

战争与输血

　　正常人在小血管受损伤后，血液从血管中流出来，但不久出血将会自行停止。流到体外的血液，在几分钟内就会发生凝集。在正常情况下，血液凝固机制是机体防止出血不止的重要保护措施。但是，对于希望利用血液的医生来说，如何使血液在体外保持液态，就是一个亟待解决的问题。关键是要找到一种能防止血液凝集又对接受者无害的方法。俄国医生曾用保存的尸体血和胎盘血为伤员输血，因为尸体血和胎盘血中细胞已溶解而不会凝集。1914年，在英国军队中工作的一位美国军医罗伯逊发现了能使血液不凝集的物质——枸橼酸钠。他证实加入一定量的枸橼酸钠进入血液，可使血液安全地保存三周。第一次世界大战期间，英军和德军在法国北方的康布雷地区交战时，军医将采集O型血加入柠檬酸葡萄糖溶液后储存起来，以备战时救治之需。

20世纪30年代，加拿大医生又发现了肝素是一种很好的抗凝剂。随着血型和抗凝剂的发现，血液能大量和长时间地在体外保存，从而使血库的建立成为了可能。1936年，在西班牙内战期间，加拿大医生白求恩（Henry Norman Bethune，1890—1939）建立了一个流动血站，按血型来采集、检测、存贮血液，在冷藏条件下保存血液，将其存储在瓶中，运输车辆配有冰箱便于保存血液运送到前线医院，为抢救伤员做出了贡献。

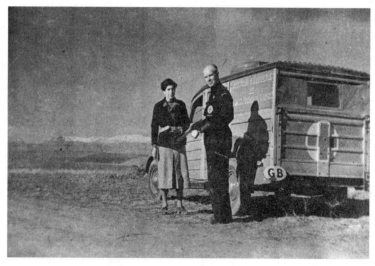

图4-10　白求恩（右）在西班牙内战期间建立的流动输血站

红月亮

今晚这个同样苍白的月亮，

如此安静、皎洁而遥远，

是我们黯淡忧虑眼神的一面镜子，

高悬在冰冷的加拿大上空。

就是这个月亮昨晚低垂在

西班牙那破碎的山巅，一片血红，

从她那明亮的盾牌上反射出

死者血肉模糊的面容。

朝那苍白的月亮我们举起怒拳，

向那些无名的死者我们再次宣誓：

同志们，你们为自由和世界的未来倒下去，

你们为我们而牺牲，我们将永远牢记！

And this same pallid moon tonight，

Which rides so quietly，clear and high，

The mirror of our pale and troubled gaze，

Raised to a cool Canadian sky.

Above the shattered mountain tops，

Last night，rose low and wild and red，

Reflecting back from her illumined shield，

The blood bespattered faces of the dead.

To that pale disc，we raise our clenched fists，

And to those nameless dead our vows renew，

"Comrades，who fought for freedom and the future world，

Who died for us，we will remember you."

1936年10月，白求恩在远赴西班牙的两个星期前写了《红月亮》这首诗。这首诗发表在1937年7月出版的左翼文化政论期刊《加拿大论坛》（*Canadian Forum*）杂志上。中文引自《一位富有激情的政治活动家：国际主义战士白求恩作品集》。

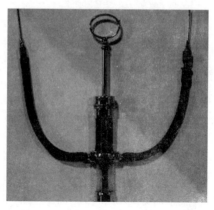

图4-11　第二次世界大战期间使用的直接输血注射器

第二次世界大战期间，输血已成为挽救伤员生命的重要手段。1940年，为了援助英国的战伤者，美国设立了一个名为"援助英国血浆"的计划。该计划由美国医生德鲁（Charles R. Drew）博士负责，主要任务是向英国运送经过检验了的储存血浆。同年，英国战争办公室决定设立陆军输血服务处（ABTS）和陆军血液供应站（ABSD）。战争办公室还决定让部队的每个成员都检测血型，要求所有医疗单位都要配备处置捐赠血液设备，以便最便捷地满足输血的需要。1941年，美国红十字会设立全国献血服务处，负责为美国军方组织战备血浆。第二次世界大战期间，干燥血浆（Dried plasma）成为救治伤员的一个重要因素。

中国的第一个血库

美国医药助华会（American Bureau for Medical Aid to China, Inc., ABMAC）是一个民间的医药援华团体，它在抗日战争爆发初期由三名美籍华人提出动议，1938年在美国纽约成立。

前述的"援助英国血浆"计划负责人德鲁与美国医药助华会的发起人之一梅仑尼（Frank L. Meleney, 1889—1963）以及纽约中心医院的血库主持人斯加德（John Scudder, 1900—1976）在美国医药助华会下组织了一个血库设计委员会，由斯加德任主任。美国医药助华会决定向中国介绍当时最先进的采供血技术，并设立奖学金用于为中国培训血库技术人员。

美国医药助华会的招募启事登出后，在加拿大多伦多大学进修的易见龙（1904—2003）和在哈佛大学进修的黄若珍医生（Helena Wong）应征入选。易见龙是南京中央大学医学院教师，此前曾在北京协和医学院进修，当时他正在多伦多大学研究人血清的提制及抗休克治疗。1942年，易见龙来到纽约中央医院，随斯加德学习输血疗法及血库管理。易见龙考虑到国内缺乏冷藏设备和运输条件，鲜血及液态血浆难以使用，又特地去费城的布林茅尔医院学习血浆提制、干血浆制备等技术。1942年10月，在纽约中心医院学习的另一名中国医生黄若珍返回中国，为血库寻找合适的库址。1943年1月，林可胜致电美国医药助华会，说他已着手进行血库的筹备工作。与此同时，美国医药助华会购得了血库所需的全部器材，准备在纽约先试运行全套血库设备，以测试稳定性并使工作人员进一步熟悉其性能。1943年6月7日，血库在美国纽约开始试运行，定名为"华人血库"。开幕当天举行了隆重的仪式，到场的名流政要有纽约市长、美国医药助华会会长等，开幕式上宣读了中印缅战区总司令史迪威将军发来的贺电，民国政府中央卫生署署长刘瑞恒、中央卫生实验院院长朱章赓、驻纽约总领事于焌吉等人率先捐血。为收集到更多的血液，美国医药助华会组织了强劲的宣传攻势，四处张贴为此设计的海报。

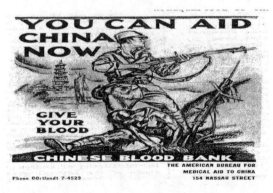

图4-12　美国医药助华会为华人血库设计的海报

1943年11月6日，华人血库结束在纽约的试运行，5个月共采血1157份，采得的血液制成57瓶干血浆准备带回中国使用。除血库全套机械装置之外，美国医药助华会还筹备了足敷两年使用的各种消耗材料，运送到中国的器材总重达67吨。由于此时滇缅公路仍不通畅，国外援助物资运入中国的唯一一条途径是飞越喜马拉雅山的"驼峰"航线，因此美国医药助华会通过军医署请史迪威出面要求美国军方发旅行证并尽速运送血库器材。

1944年2月，血库工作人员由易见龙、樊庆笙等搭乘运载美军的一艘货轮到达印度，再自印度乘飞机飞越喜马拉雅山到达昆明。血库起步时期十分艰难，经过几个月的努力，6月1日军医署血库（之前一度命名为中华血库）正式运行。血库运行后，国内各大报刊通讯社纷纷宣传呼吁捐血救伤，但自动前来捐血的人仍不算很多，因此血库成立了流动捐血队，每次由数名血库人员乘汽车前往昆明附近的部队驻地采血，通常由副主任黄若珍出面说服部队长官首先献血，然后动员部下。主动前往昆华医院捐血的人员大部分是西南联大的学生。

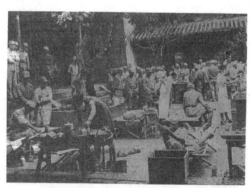

图4-13　流动捐血队在一座庙宇内设立捐血点

在血库医务人员的努力下，输血疗法在中国初步显示了它的效力。1944年秋天，据云南腾冲战役中使用血浆进行战地急救的一名军医说，输注血浆的伤兵"只有百分之一不治而死。凡得血浆救治之士兵无一不颂血浆之伟大"。史迪威曾写信赞扬血库的工作，他说，"我们会想尽办法让这项人道主义计划继续成为有力的武器并受到长久的铭记"。

表 4-2　输血史年表

时间	内容
1492	历史上第一次输血尝试：教皇英诺森八世（Pope Innocent VIII，1432—1492）身体多病但生活奢侈腐败，他试图摄入童男血液来恢复青春的活力，但并未奏效。
1628	英国医生哈维（William Harvey，1578—1657）发现血液循环。此后不久有人尝试输血。
1665	英格兰医师劳尔（Richard Lower，1631—1691）进行了狗与狗之间的输血实验，输入了血液的狗存活下来。
1667	法国国王路易十四的私人医生丹尼斯（Jean-Baptiste Denis，1643—1704）成功地将羊的血液输入给一个 15 岁的男孩。同年，英国医生劳尔和外科医生金（Edmund King，1629—1709）也报告了成功地将羊血输给一位精神病患者。
1795	美国医生菲斯克（Philip Syng Physick，1768—1837）第一次成功实施人与人之间的输血，但他并未公布他的研究。
1818	第一个有记载的人与人之间的输血：英国产科医生和生理学家詹姆斯·布伦德尔（James Blundell，1791—1878）实施第一例有记录的人与人之间的输血。他将从几位献血者采集的 340 ~ 400 克血输入一位患有产后出血的病人，起初病人状况稍有改善，但不久病人还是死亡了。
1873	美国医生尝试输入牛、羊和人的奶汁。
1883	英国产科医生希克斯（John Braxton Hicks，1823—1897）在伦敦圣玛丽医院尝试用磷酸钠溶液来预防血液凝集但未能成功。
1884	由于使用牛奶作为"血液代用品"的不良反应增多，医生使用生理盐水来代替牛奶。
1900	奥地利医生兰德斯泰纳（Karl Landsteiner，1868—1943）首先发现人的三种血型：A，B 和 C，C 后来改为 O 型。
1902	第四种血型 AB 性被确认。
1903	美国外科医生克利尔（George Washington Crile，1864—1943）首次成功地在外科手术中使用直接输血方法。1909 年，他采用了交叉配血的方法。1914 年，他提出"外科休克理想的治疗是直接输血"。
1907	首次使用交叉配血：美国病理学家赫克托恩（Ludvig Hektoen，1863—1951）提出，经过捐血者和病人之间的交叉配血可以提高输血的安全性。美国纽约西奈山医院的血液学家奥腾伯格（Reuben Ottenberg，1882—1959）实施了血型交叉配血后的第一例安全输血。
1912	哈佛医学院的罗杰·李（Roger Lee，1881—1964）确定了"万能供体"和"万能受体"的术语。他证实 O 型血可以给所有四种血型的患者输血，而 AB 型的病人则可以接受来自四种血型的人输给的血液。

069

续表

时间	内　容
1914	第一例间接输血：直接从供体输给受体的输血必须在血液凝固之前实施。研究人员发现，添加柠檬酸钠，可阻止血液的凝固。添加抗凝血剂并冷冻，可使血液能够保存数天。由此开辟了建立血库的道路。利用柠檬酸钠开发出长期抗凝血剂，允许较长时间地预留血液。
1916	美国医学家劳斯（Francis Rous，1879—1970）和特纳（J.R. Turner）引介了柠檬酸葡萄糖溶液，将其加入采集的血液中。这使得血液被输入前能被存储在容器中并冷藏数天。在随后数年间，血液的采集和存储技术逐渐成熟。
1917	第一次血液储存：第一次世界大战期间，英军和德军在法国北方的康布雷地区交战时，军医将采集 O 型血加入柠檬酸葡萄糖溶液后储存起来，以备战时救治之需。
1922	伦敦成立献血服务处：献血服务处负责组织献血志愿者，所有志愿者经过疾病筛查、检测血型后，将他们的名字记录到一个电话簿中。志愿者同意 24 小时都能回应电话呼叫，在需要时能前往当地医院献血。
1925	兰德斯泰纳在纽约工作期间发现了两个血型系统：MN 和 P 血型系统。
1926	英国红十字会在全球设立了第一个人类输血服务处。
1930	第一个血液供给网：苏联是第一个建立血液供给网的国家，该网络可调配采集和储存的血液以保障医院的输血需求。
1932	美国医生魁克（Armand James Quick，1894—1978）发明了一项检测血浆凝血酶原时间的试验，称为魁克试验。 第一个医院血液储存站（后命名为"血库"）在苏联的列宁格勒医院建立。
1935	第一个医院内血液储存设施：美国明尼苏达州罗彻斯特市的梅奥诊所是美国第一个开始存储血液的医院。同年，国际输血学会（ISBT）成立。
1936	西班牙内战期间，巴塞罗那输血服务处按血型来采集、检测、存贮血液，在冷藏条件下保存血液，将其存储在瓶中，运输车辆配有冰箱便于保存血液运送到前线医院。 美国海兰实验室（Hyland Laboratories）制造出第一个血液真空储存瓶。
1937	美国芝加哥库克医院的范塔斯医生（Bernard Fantus，1874—1940）创用"血库"一词。范塔斯在库克县医院建立了美国第一个血库，比苏联建立血库晚 5 年。在随后的几年血库在美国各地陆续建立起来。
1939	兰德斯泰纳、维纳（Alexander Wiener，1907—1976）、莱文（Philip Levine，1900—1987）和斯泰森（R.E. Stetson）发现了 Rh 血型系统。虽然 ABO 血型系统的发现使得因输血而发生的死亡显著减少，但其他几种输血反应（例如发热）依然存在。这是由于存在着其他血型系统，其中最重要的是恒河猴（Rh）血型系统。1939 年莱文和斯泰森发现了 Rh 血型系统。他们观察到一个母亲分娩一死胎，随后输入了丈夫的血液后产生了严重的输血反应。母亲和丈夫都是 O 型血。这两位科学家认为导致输血反应的原因可能是血液中还存在某种新的因素。然而，他们并未给之命名。

时 间	内　容
1940	美国医学家埃利奥特（John Elliott）研制了第一个储血容器，这种储存血液的真空瓶后来被红十字会推广应用。 美国设立了"援助英国血浆"的计划，该计划由美国医生德鲁（Charles R. Drew）博士负责，主要任务是向英国运送经过检验了的储存血浆。 英国战争办公室决定设立陆军输血服务处（ABTS）和陆军血液供应站（ABSD）。战争办公室还决定部队的每个成员都检测血型，要求所有医疗单位都要配备处置捐赠血液设备，以便最便捷地满足输血的需要。 兰德斯泰纳和韦纳命名 Rh 血型。
1941	红十字会设立全国献血服务处为美国军方组织战备血浆，该计划由曾为英国采集血液计划的德鲁医师负责。 用白蛋白治疗珍珠港事件中受伤士兵的休克。
1943	英国医师罗蒂（J. Loutit）与莫里斯（P.L. Mollison）报道采用枸橼酸葡萄糖（ACD）溶液，可减少抗凝剂的量，而增加血液容量和更长时间贮存血液。 美国医师比森（Paul Beeson）首次发表论文阐述了输血和黄疸之间的联系。
1944	第二次世界大战期间，干燥血浆（Dried plasma）成为救治伤员的一个重要手段。
1945	英国剑桥大学免疫学家库姆斯（Robin Coombs，1921—2006）与血液学家穆兰特（Arthur Mourant，1904—1994）和遗传学家莱斯（Robert Race，1907—1984）发明了能检测红细胞表面抗体的一种新试验，是诊断免疫溶血性贫血的主要方法。该方法被称为 Coombs 试验，也称为抗人球蛋白试验。
1947	美国血库协会成立，协会将美国各地的血库联合起来形成了一个全国性的血库网络。美国的血液供应系统由 1500 家医院血库，46 个社区血液中心以及31 个美国红十字会地区血液中心组成。 凡捐献血液都需要进行 ABO 血型和梅毒的检测。
1950	英国国立医学研究所细胞生物学家史密斯（Audrey Ursula Smith，1915—1981）报告采用给红细胞添加甘油作为防冻剂，可长期储存红细胞。 朝鲜战争期间美国红十字会成为军方的事采供血机构。 美国哈佛医学院的外科医生沃尔特（Carl Walter,1905—1992）和墨菲（W.P. Murphy Jr.，1923—）发明用塑料袋采集和保存血液，取代了易碎的玻璃瓶。这项发明是血库史上最重要的技术发展之一，既有利于移动血库的建立，也考虑到献血者和接受血液患者的安全性。
1957	美国血库协会设立检查和评审委员会，负责制定和监督血库的标准。
1960	美国医生所罗门（Alan Solomon）和费伊（John L Fahey）报告了第一例治疗性血浆置换疗法。
1961	首次观察到血小板浓缩物可降低因出血所致癌症患者的死亡率。
1964	血浆分离术被引入作为采集血浆的分馏方法。
1965	美国医学家普尔（Judith Graham Pool，1919—1975）研制出名为冷沉淀（Cryoprecipitate）的血液产品,其含有凝血因子Ⅷ,可用于治疗血友病患者。

续表

时 间	内 容
1967	美国红十字会开展全国性罕见血型登记。 Rh 免疫球蛋白被引入，以防止 Rh 阴性妇女新生儿的溶血。
1969	S. 墨菲和 F. 加德纳证明血小板保存在室温下，革命性的血小板输血治疗的可行性。
1970	美国血库全面实施自愿献血制度。血库开始采集志愿者的血液，精心选择捐献者并验血，从而减少输血传播乙肝等疾病的风险。
1971	开始检测捐献的血液乙肝表面抗原（HBsAg）。
1972	采集血液的单一成分，血液的剩余部分返回到供体。
1978	FDA 要求采血袋上必须标注"有偿"或"自愿"。
1981	发现第一例艾滋病。美国医生报告发现了一种男同性恋者感染的免疫缺陷疾病，起初命名为同性恋相关免疫缺陷病（GRID）。后来更名为艾滋病（获得性免疫缺陷综合征）。
1982	艾滋病血液传播理论的提出。当血友病患者也发生艾滋病症状后，美国医师伊瓦特（Bruce Evatt）提出艾滋病可能是一种血源性疾病。
1984	导致艾滋病的病毒被确定为人类 T 淋巴细胞病毒（HTLV III）。
1985	第一例艾滋病血液筛查测试。
1987	乙型肝炎核心抗体检测（抗 –HBc）和丙氨酸氨基转移酶试验（ALT）。
1989	人 T 淋巴细胞病毒 I 抗体（抗 HTLV– Ⅰ）的检测。
1990	引入血液的丙型肝炎检测，尽量减少通过输血传播疾病的风险。
1992	研制出检测供体血液 HIV–1 和 HIV–2 抗体（抗 HIV–1 和抗 HIV–2）的方法。欧洲输血协会（ESTM）成立。
1993	《献血者医疗评估指南》第一版出版。
1996	引入 HIV 抗原检测方法。发现变异型克雅氏病（疯牛病）。临床、流行病学、神经病理学和实验数据都表明变异型克雅氏病与引起牛海绵状脑病（BSE）是同一朊病毒，而不同于那些出现在散发型 CJD 的朊病毒。
1998	欧洲血液协会（EBA）成立。
1999	在美国血液中心开始实施对所有献血开展艾滋病的核酸检测（NAT）。核酸检测将艾滋病病毒的检测窗口期缩短至 11 天，并且核酸检测可将乙肝、丙肝病毒的检测"窗口期"分别由原来的 50 天、72 天缩短到 25 天、59 天。
2002	美国食品和药物管理局批准对 HIV 和丙型肝炎病毒（HCV）采用核酸扩增测试（NAT）方法。
2011	世界卫生组织发布安全输血白皮书，描述全球血液捐赠与输血的形势。

可怕的母婴血型不合

母婴血型不合主要是孕妇和胎儿之间血型不合而发生的疾病,可使胎儿红细胞凝集破坏,引起胎儿或新生儿溶血症。患儿常因严重贫血、心力衰竭而死亡,或发生严重黄疸,病死率高,即使幸存,患儿智力发育也受影响。

前面,我们已经介绍了血型的知识。常见的母婴血型不合,有 Rh 血型不合和 ABO 血型不合两大类型。

1.Rh 血型不合

当孕妇血型为 Rh(－),丈夫为 Rh(＋),胎儿也是 Rh(＋)时,可以有少数胎儿红细胞带着 Rh 因子(抗原)进入母体,使母体致敏产生抗体,这些抗体经过胎盘进入胎儿血循环,抗体与抗原相遇发生溶血。随着妊娠次数增多,母体内抗体也逐渐增多,抗原抗体反应所造成的胎儿贫血也因妊娠次数增多而愈来愈严重,甚至发生死胎。如孕妇过去有流产或输血史,则尔后第一次分娩胎儿也同样可患病。大多数 Rh 血型不合患儿出生后 24 小时内病情进展较快。在我国 Rh(－)者明显少于国外,其中约 5%Rh(－)母亲的胎儿有溶血病。虽然发生率不高,但病情严重,当胆红素过高时,损害中枢神经,最后可发生核黄疸抽搐死亡及严重后遗症。无论是 Rh(－)者还是 Rh(＋)者,其差别仅仅是血型的不同,都属健康人群。但 Rh(－)者遇到特殊情况时,其临床意义不容忽视,如连续两胎母婴 Rh 血型不合的妊娠,很可能导致胎儿的严重伤害;又如有输血、流产等免疫史的病人再次输入 Rh(＋)血时,可能产生强烈的溶血性输血反应。请您记住这条原则:血液只能同型输注,即 A 型 Rh(－)患者只能输 A 型 Rh(－)血,B 型 Rh(－)的只能输 B 型 Rh(－)血。假如您生病或手术需要输血时,您一定要将您是 Rh(－)血型的情况告知医生,以便医生及早和血站联系,组织您所需要的 Rh(－)血源。假如您是未育女性,请您做好避孕措施以避免人工流产;若您已有流

073

产或输血史，妊娠期务必到血站血型室进行新生儿溶血病的预测检查，以防止今后新生儿溶血病的发生。

Rh血型系统已确定有C、D、E、c和e五种抗原，各抗原中以D抗原的抗原性强，引起Rh血型不合溶血症的发生率较高，故临床上首先以抗D血清（抗体）检验其为D（+）或D（—）。临床上将D（+）／（—）通常称为Rh（+）／（—）。故Rh抗原又称为D抗原。

2.ABO血型不合

O型的妇女注意了，一般情况下，ABO血型不合者以母O型、父AB型多见，父A型、B型也可发生该病。夫妻ABO血型不合，易导致不孕、流产、死胎及新生儿溶血。

ABO血型不合与母体发生流产有关，它可作用于精卵结合、受精卵植入子宫、胚胎形成早期至新生儿出生的每一个阶段。O型血的孕妇，只要丈夫血型为A型、B型或AB型，胎儿的血型有75%的可能不是O型。这些与母体血型不同的胚胎，部分不能"入乡随俗"。红细胞中的A或B或AB抗原，可导致母体产生相应的抗体。这些抗体的分子较小，能顺利通过胎盘进入胎儿的血液循环，造成母子"关系紧张"，使胎儿的红细胞被破坏，严重者常使胎儿丧生。ABO血型不合比较多见，约占妊娠总数的20%～25%，而发生溶血症者仅2%～2.5%，且一般都较轻。这是由于胎儿含有或多或少的可溶性A或B物质，能中和A及B抗体的缘故。症状较轻的ABO溶血症容易与新生儿生理性黄疸相混淆，部分发生严重的溶血症，其进展速度较慢，有时在出生后第3～5天才达到高峰。

为加强孕期保健，怀孕前夫妇双方一定要查血型，以便早期发现血型不合，预防治疗。我国还没有常规的在婚前做Rh血型或ABO血型检验，况且即使血型不合也未必发病或导致流产。所以，为防止多次妊娠使孕妇血中抗体愈来愈高而引起血型不合的危险性，就不应该多次做人工流产。有些年轻夫妇，结婚后不避孕，又不想要孩子，结果多次做人工流产，一旦想要孩子时，却再也保不住了。因此，避免第一胎人工流产，可以间接地减少血型不合的机率。其次，第一胎有过死胎、死产、新生儿黄疸或原因不明性先天性脑损害者；孕妇年龄超过35岁；孕妇为O型，丈夫为A型、B型或AB型者；丈夫为Rh阳性，妻子为Rh阴性者，妇女再次怀孕时，就要警惕母儿血型不合溶血症的发生。

世界献血者日

为鼓励更多的人无偿献血，宣传和促进全球血液安全规划的实施，世界卫生组织、红十字会与红新月会国际联合会、国际献血组织联合会、国际输血协会决定从2004年起将发现ABO血型系统的兰德斯坦纳的生日——6月14日定为世界献血者日（World Blood Donor Day，WBDD）。2005年5月24日，包括世界卫生组织192个会员国的世界卫生大会通过决议，认可世界献血者日为每年的国际纪念日，以促进全球自愿献血。

表4-3　世界献血者日年度主题

年 度	主 题
2004	血液，生命的礼物。感谢您
2005	庆祝您血液的礼物
2006	让人人享有血液安全
2007	安全血液促进母亲安全
2008	定期献血
2009	继续重视通过实现100%自愿无偿捐献血液和血液成分的目标，改善安全和充足的血液供应
2010	向世界提供新鲜血液
2011	捐献更多血液，挽救更多生命
2012	每位献血者都是英雄
2013	每一份献血都是生命的礼物
2014	安全血液挽救母亲生命
2015	感谢您挽救我的生命

中国科普大奖图书典藏书系

第五章 血液与疾病

"皇室病"：血友病的故事

1838年8月28日，18岁的维多利亚登上了英国女王的宝座。维多利亚女王的父亲是英王乔治四世的弟弟肯德公爵爱德华，她的母亲出身于历史悠久的德国名门萨克森·科堡皇族。她从即位至1901年去世，在位60余年，是英国历史上统治时间最长的一位国王。这一个期间也是英国历史上的黄金时代，英国率先开始了工业革命，经济上也突飞猛进，号称"统御七海"的"日不落帝国"。

1840年2月，21岁的维多利亚女王和她的表哥（舅舅的次子）阿尔伯特结婚，他们青梅竹马，两情相悦，至今还流传着他们美丽浪漫的故事。然而，谁也没有想到，这场婚姻会给她们的私人生活带来巨大的不幸。他们一共生下了9个孩子，四男五女。不幸的是，4个男孩子中有3个都患有一种稍有碰撞就会出血不止的疾病。当时的医学界对这种疾病毫无办法，连最高明的医生也束手无策。结果维多利亚女王的3位王子都是两岁左右发病，不久就因此而夭折。所幸的是5位公主却都美丽健康，也像她们的母亲一样聪明，于是不少国家的王子都前来求婚，他们都为能得到维多利亚女王的女儿而感到无上的光荣和自豪。然而当她们先后嫁到了西班牙、俄国和欧洲的其他王室后，她们生下的小王子也都患上了血友病。这件事把欧洲许多王室都搅得惶恐不安，由于当时人们对这种疾病的原因尚不清楚，因此将之称为"皇室病"。

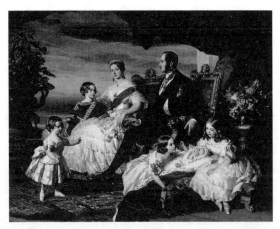

图5-1　1846年维多利亚女王的家庭左至右：阿尔弗雷德王子和威尔士王子；女王和阿尔伯特亲王；公主爱丽丝、海伦娜和维多利亚

在一般情况下，人体因受伤而出血后不久血液都会自动凝结，以阻止伤口进一步出血并有助于康复。正常的血液凝结可以在受外伤后防止过度失血，而且可以阻止日常生活中轻微伤害所引起的出血深入肌肉和关节。正常的血液凝结是血液中很多物质共同作用的结果，其中一类重要物质叫作凝血因子。人体中血液的凝固需要多种凝血因子共同发挥作用。现已知道参与血液凝固过程的凝血因子共有13种，它们按一定的次序，像锁链样环环相扣、相互作用完成血液的凝固过程。只要其中一个因子发生障碍，整个锁链样的凝血反应就会中断，从而导致病人出血不止。

血友病是一种因为患者缺乏某种凝血因子，而导致出血难以凝固的疾病。血友病病人的出血并不比正常人快，但出血时间却比正常人长得多。医学家根据病人缺乏凝血因子种类的不同而将血友病分为不同的类型。血友病甲是由于VIII因子缺乏引起的，缺乏因子IX导致的血友病被称为血友病乙，而缺乏XI因子导致的血友病则称为血友病丙。在临床上以血友病甲较为多见。血友病通过性染色体隐性遗传，几乎全部发生在男性身上，而女性则为传递者。

实际上，人类在很早以前就已经注意到了这种与家族性有密切关系的疾病。在公元2世纪的犹太教法典中就有这样一条规定："凡因行'割礼'（男子包皮环切术）而出血不止引起死亡的男孩，他的弟弟可免除这种仪式，其姨表兄弟（即母亲姐妹的儿子）也可免除这种仪式，而他的同父异母兄弟则仍应行'割礼'"。从这个法规可以判断，当时人们已知道这种因行'割礼'而出血不止的疾病与血缘和性别有关。

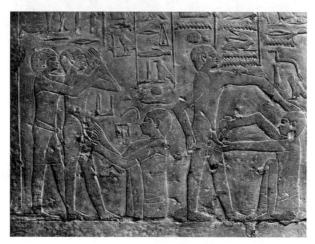

图5-2 古埃及的割礼

现在，我们知道血友病是一种"伴性遗传"疾病，也就是说，这种病与人的性别有关。人类的性别是由生殖细胞染色体控制的。决定性别的这一对染色体叫作性染色体，分别称为X和Y。女性具有两个X染色体（XX），而男性则具有一个X和一个Y染色体（XY）。子代的两个染色体分别来自父母每一方。来自父母的性染色体是随机地遗传给他们孩子的，因此每一次怀孕都有四种可能的组合（两种为男性，两种为女性）。每个染色体由很多单元组成，这些单元叫作基因，它决定着人体的功能。

X染色体除了决定性别之外，还携带着能控制出血的基因，称为"凝血VIII因子"和"凝血IX因子"。血友病就是因为患者所携带的基因无法产生足够的"凝血VIII因子"和"凝血IX因子"而形成的。由于"凝血VIII因子"

和"凝血IX因子"是由X染色携带的，这就解释了为什么家族成员中一般是男性发生血友病。对于男性（具有XY染色体）来说，他的Y染色体不能参与"凝血VIII因子"和"凝血IX因子"的生产。如果一个男性继承了他母亲的一条具有血友病基因的X染色体，因为他的Y染色体不能补偿他的X染色体无法产生"凝血VIII因子"和"凝血IX因子"的能力，所以他将会是一名血友病患者。简单地说，该病的基因就位于细胞中的X染色体上，男性的性染色体是XY型，于是会发病，而女性的性染色体是XX，病变的X染色体能被另外一条健康的X染色体所代偿，所以并不发病。所以具有血友病基因的女性可以有正常的血液凝结，因为她们的第二条X染色体（一般是正常的）产生了足够的因子数量。但是尽管她个人不发病，但这条有病变的染色体会继续遗传下去，遗传给她们的子女。在下一代中，男性中有1/2的人会发病，而她们的女儿中又有1/2的人成为血友病的基因携带者，这就是伴性遗传病的遗传规律。

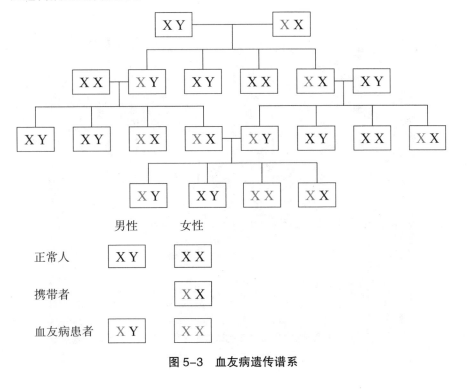

图 5-3　血友病遗传谱系

还是让我们通过"皇室病"来说明血友病的遗传规律。由于英国的维多利亚女王是血友病基因的携带者，通过皇室间的政治联姻，全欧洲的王子与公主很多都因此而患病或成为此病基因的携带者。维多利亚女王的孙女、美丽的亚历克珊卓拉嫁给了俄国的末代皇帝尼古拉二世。尼古拉二世共有四个女儿，欧嘉、塔提安娜、玛丽亚和安娜史塔西雅，以及一个儿子亚历克斯——最小的亚力克斯王子是他唯一的儿子。沙皇的五个子女全都带有这种基因，但只有亚历克斯因为是男性而罹患了血友病，呈现一出血就不能止住的症状。亚历克斯的病让沙皇夫妇伤透了脑筋，后来一位来自西伯利亚的东正教怪僧拉斯普丁出现在圣彼德堡，他声称能治疗各种疑难杂症，亚历克珊卓拉闻讯大喜过望，立刻把他秘密引进宫里治疗亚历克斯的病。据说，拉斯普丁居然能使亚历克斯的病情得到暂时缓解，皇后从此对他宠信有加，但是，实际上亚历克斯的病并未得到真正的治愈。

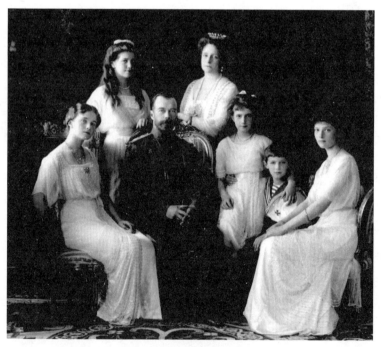

图5-4　1911年沙皇尼古拉二世的全家合影

由维多利亚女王的故事可知血友病的遗传规律：患病男性与正常女性婚配，子女中男性均正常，女性为携带者；正常男性与携带者女性婚配，子女中男性50%为患者，女性半数为携带者；患者男性与携带者女性婚配，所生男孩50%有血友病，所生女孩半数为血友病患者，半数为携带者。约30%的患者无家族史，其发病可能因基因突变所致，像维多利亚女王的近亲婚配很容易引起基因突变导致遗传性疾病的发生。幸运的是，现在英国的皇储查尔斯王子，已故戴安娜王妃的丈夫，并没有患血友病，因为他是维多利亚女王四个儿子中唯一健康的王子的血脉。

血友病是一种遗传病，然而，大约有三分之一的血友病患者，其家庭成员中并没有其他的人患血友病。这种情况是由于一些未知的原因，如基因突变造成的。也就是说基因突变可导致血友病的发生，而且这种突变的基因可能遗传给他的后代。造成突变的原因很多，近亲结婚是主要原因之一。例如，维多利亚女王的丈夫是她的表哥，她的子女以至孙子、孙女、外孙、外孙女，也都是在欧洲的皇室中通婚，这个人群中的人数并不多，虽然可以"门当户对"，保持王室血统的"纯洁"，但是也给遗传病创造了"搭车上路"的条件。

据估计，人体中每10万个基因中，有五六个隐藏的遗传病基因。只要不是近亲婚姻，男女双方的致病基因就难以相遇。而近亲婚姻创造了更多的机会使它们"对面相逢"。我国江苏省某地对当地3355对三代近亲婚姻所生下的5227个子女进行调查发现，患有各种先天性或遗传性疾病的高达880人（约占17%），其中智力低下的人高达98人，远远大于同一地区中非近亲婚姻子女的发病率。

20世纪上半叶在西方兴起的造成了巨大悲剧的"优生学"运动，不仅从人道主义的角度看是错误的，而且从现代遗传学的观点上看也是片面的。它错误地认定人类存在一种单纯的优良遗传，试图消灭"劣质"遗传，从而减少了遗传的多样性，此举反而会导致遗传质量的下降。著名遗传学家摩尔根曾指出："没有血缘亲属关系的民族之间的婚姻，才能制造出体质上和智力上都更为强健的人种。"他大声疾呼："为创造更聪明、更强健的人种，无论如何也不要近亲结婚。"

既然血友病是一种遗传性疾病，血友病病人的婚姻和生育在一定程度上必然要受到这种疾病的影响，那么血友病病人在结婚和生育时应注意些什么呢？我国卫生部1986年颁布的《异常情况的分类指导标准（试行）》中规定，像血友病这样的病人可以结婚，但视情况需限制生育。"严重的性链锁隐性遗传病（指血友病、进行性肌营养不良），女性携带者与正常男性婚配，应做产前诊断，判定胎儿性别，女胎保留，男胎终止妊娠。不具备判定胎儿性别条件的地区，不许生育。"尽管目前对于限制血友病病人生育规定的伦理学问题还存在着激烈的争论，但尽量避免一个人们事先就知道会导致终生不幸的事件发生，无论如何在伦理学上都是可以得到辩护的。

目前，在临床上可通过产前诊断来帮助那些有血友病家族史的夫妇避免患血友病的胎儿出生。产前诊断的方法大致有三种。①胎盘绒毛膜活检：在怀孕初期从子宫内提取胎盘的一块组织（包含着胎儿细胞），通过分析基因可以确定胎儿性别及鉴别血友病胎儿。这种方法对于70%基因有明显特征的携带者是可行的。对正常胎儿的早期鉴定，常常使一对夫妇更容易做出终止怀孕的决定，这比在怀孕后期再做决定更容易被接受。在这一过程中，流产的危险大约只有1%，胎儿也很少会受到伤害。怀孕后期进行的其他检测不能得到这样多的信息。②羊水诊断：在这种检测中，要在被确认为携带者的孕妇怀孕第15周时从子宫中提取包围在胎儿周围的羊水，羊水细胞被用来检测胎儿的性别。在这一过程中流产的危险性大约有1%。如果胎儿是男性，有一种选择就是终止怀孕以防止有一半机会生出血友病男孩的可能。③胎儿血样的检测：这种检测只能在专门的机构进行。它应该在怀孕第18至22周时进行。如果得到足够数量的胎儿血液样本，就可以精确测定出其血液中第VIII因子或第IX因子的水平。在这一过程中流产的危险性大约有3%。

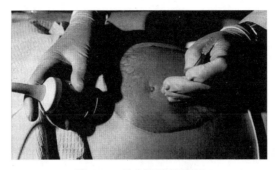

图5-5　羊水细胞的诊断

　　血友病治疗的主要措施为补充凝血因子。有因子Ⅶ、Ⅸ浓缩剂（如冷沉淀物）及高浓度浓缩物；无凝血因子制剂时，可输新鲜血浆或新鲜全血。但通过血液的病毒传播依旧是个问题，现在用的因子浓缩制剂都是经过处理的，以减少感染引起艾滋病（AIDS）的人类免疫缺陷病毒（HIV）和不同类型肝炎病毒的危险。

　　随着生命科学的发展，基因治疗蓬勃兴起。美国费城儿童医院的凯瑟琳·海伊博士和斯坦福大学医学院马克·凯博士在2001年3月号《自然基因学》上报告说，在对3名乙型血友病患者进行的基因疗法安全性试验中，其中两人的病情明显好转。他们向病人肌肉注射一种特别培养的携带着能合成凝血因子Ⅸ的正常基因的无害病毒。结果，有两名患者需要人工注射凝血因子Ⅸ的量明显减少，健康基因在病人体内产生作用，制造出凝血因子Ⅸ，从而减少了因子Ⅸ的需要量。相信医学的发展终会斩断血友病绵延不绝的阴影。

发现维生素K：一项获奖者有争议的诺贝尔医学奖

　　人们在长期的生活经历中已经注意到，某些新生儿会发生一种不明原因的出血性疾病。因此，犹太教徒对婴儿实施的割礼术，一般要等到出生后的第八天方才进行。为什么要到第八天以后才能实施的割礼术，有人认为犹太人可能是受到神秘的数字7的影响，但是这在客观上避免了为那些患新生儿出血的婴儿实施割礼术。

虽然人们早已观察到了新生儿出血的现象，但是直到20世纪30年代以前，医生们并不知道这可能是由于维生素K缺乏所引起，因为他们还不能将这种疾病与其他的出血性疾病——如血友病——区分开来。

20世纪初，医学家们观察到胆道堵塞的病人会发生类似新生儿出血的病症，然而他们并不知道其中的机理。与此同时，在家禽养殖业，科学家们也发现了在家禽养殖场，用人工配制的饲料喂养的鸡出现一种不明原因的肌肉和皮下出血症状。

当时，科学家们对于这种现象提出了两种假设，一种看法认为，可能是由于配制饲料中不含绿色植物，因此造成维生素C缺乏，而使鸡染上了类似人类"坏血病"样的疾病。另一种观点则认为，可能是因为配制饲料因腐败变质而含有某种有毒物质所引起。由于这些假设直接影响到饲料生产商的利益，因此他们要求科学家找出到底原因何在。

在这种背景下，加州大学农学系主任要他手下的一位青年——阿姆奎斯特（Herman James Almquist, 1903—1994）查明究竟是什么原因造成鸡的出血性疾病。阿姆奎斯特接受任务之后，对有关的"坏血病"样疾病假说和"毒素"假说进行了实验检验，不久就发现了这两重假说都站不住脚。因为，当他在原有饲料基础上加入含维生素C丰富的蔬菜后，试验的鸡依然有出血症状；而当他在检验"毒素"假说时却发现腐败作用并不是一种致病因素，而是一种保护因素。在研究过程中，阿姆奎斯特发现了一种新的脂溶性物质具有抗出血作用。

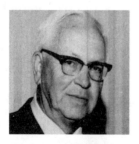
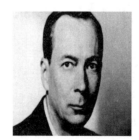

图5-6　阿姆奎斯特　　　　　图5-7　达姆

当阿姆奎斯特根据自己的实验，对"毒素假说"提出了否定看法，并提出存在着一种抗出血的维生素时，却遭到了"毒素假说"占主导地位的加州大学权威的压制，不允许他发表结果。在经过几次争辩后，加州大学才同意阿姆奎斯特将论文寄送《科学》杂志。然而，令人遗憾的是《科学》杂志的编辑似乎也支持"毒素假说"，因此退回了他的文章。阿姆奎斯特坚信自己发现具有重要意义，他又将论文寄给英国的《自然》杂志。

就在这段时间里，哥本哈根大学的达姆（Henrik Dam, 1895—1976）也完成了鸡出血疾病的研究，并证实可用一种新的维生素——维生素 K——来预防之。达姆直接将研究成果寄给《自然》杂志。结果，达姆的论文比阿姆奎斯特的论文早 10 周发表。就是这个论文发表时间上的差异，对几年后关于维生素 K 的诺贝尔奖评选结果产生了重要的影响。

维生素 K 的发现引起了诺贝尔奖委员会的注意。1943 年，诺贝尔奖委员会将本年度的诺贝尔生理学或医学奖，授予了发现维生素 K 的丹麦科学家达姆和在维生素 K 的鉴定及合成中做出了重要贡献的美国科学家多伊西（Edward A. Doisy, 1893—1986）。诺贝尔奖委员会认为由于阿姆奎斯特发表论文的时间比达姆晚了 10 周，因此不应该获奖。

显然在这一点上诺贝尔委员会的评估是有缺陷的，它没有充分考虑科学家的全部研究工作，这不能不说是个遗憾。正因如此，加州大学对这个结果表示了强烈不满，认为这是不公正和不能使人接受的。也许加州大学的强烈态度也是对自身的反省。阿姆奎斯特本人却对此淡然处之，并写信给达姆，祝贺他荣膺科学界的最高奖赏。达姆对他的祝贺深表谢意，并为他未能获奖而感到惋惜。

阿姆奎斯特虽然未能获得诺贝尔奖，但他却赢得了同行们广泛的称赞与尊重。阿姆奎斯特对关于维生素 K 的诺贝尔奖一直保持沉默，直到 1975 年他才在朋友们的劝说下，公开了他领导的加州小组早年的研究情况，发现维生素 K 的这段复杂曲折的历史在 40 多年后才得以澄清。

贫　血

贫血是我们日常生活中一种比较常见的疾病，确切地说贫血只是一种症状而不是具体的疾病，许多疾病都可以伴有贫血。所谓贫血并不是血液太少，而是指血液里的红细胞或血红蛋白太少。贫血在很多种情况下都会出现，最常见的是血中缺少铁质。血液中负责运送氧气的血红蛋白含有铁质，如果铁质不足，血红蛋白的数量就会减少，从而影响身体的健康，因为人体缺少了从血液里补充的氧。很多病都会引起贫血，有的很轻微，有的很严重，甚至危及生命。

贫血最初感觉疲乏、困倦、软弱无力、皮肤黏膜及指甲苍白、活动后心慌、气促，长期贫血者可引起心脏扩大，心率及脉搏加快、低热、头晕、头痛、耳鸣、眼花、注意力不集中、嗜睡、食欲减退、腹胀、恶心、便秘，生殖系统方面在女性可表现月经不调，在男女两性患者可有性欲减退。严重贫血者可有肝、脾肿大，甚至会引起休克。

贫血之所以会出现上述临床表现，主要是因为血液的携氧能力减低造成的，其严重程度主要取决于各器官和组织的缺氧程度和对缺氧的代谢功能和适应能力。如果贫血发生和发展迅速，循环血液含氧量明显减少，患者年老体弱或有心血管疾病者，症状较严重；相反如果贫血发生缓慢，由于机体能逐渐适应低氧状态，特别是细胞内2，3—二磷酸甘油酸的产生和浓度增高，使血红蛋白和氧的亲和力减低，因而在组织中红细胞释放氧增多，故使贫血严重而症状轻微。

在临床上诊断为贫血，是指循环血液单位容积内血红蛋白量低于正常值的下限。我国诊断贫血的血红蛋白标准为：成人男性低于120g/L，女性低于110g/L，孕妇低于100g/L。

现在，医学家们已知道贫血有多种类型。若按发生贫血的机理可划分，医学家们将贫血分为：①造血不良性贫血，如再生障碍性贫血；②红细胞过度破坏造成的贫血，如遗传性球形红细胞增多症；③失血过多造成的贫血，如溃疡或肿瘤引起的消化道出血等。若按细胞的形态划分则可分为：①大细胞性贫血，如巨幼红细胞性贫血；②正常细胞性贫血，如溶血性贫血、再生障碍性贫血等；③单纯小细胞性贫血，如慢性感染性贫血；④小细胞低色素性贫血，如缺铁性贫血等。

　　由于引起贫血有多种原因，因此病人当被诊断为贫血后，应当首先找到引起贫血的原因，再根据引起贫血的病因进行防治。例如，在我国农村的部分地区，钩虫病是引起慢性失血性贫血的重要原因，此时应以治疗钩虫病为主，纠正出血的原因。而对月经过多或经产妇以及妊娠期妇女出现的贫血则应当使用铁强化食品或补充铁剂。贫血与人的遗传基因也有关系，有一种镰刀状红细胞贫血在非洲人中很普遍，而在其他人中间极罕见，除非父母双方都带有这种基因，否则不会出现这种症状。

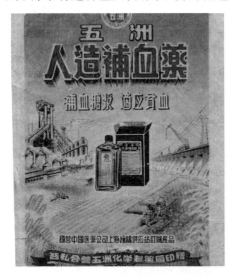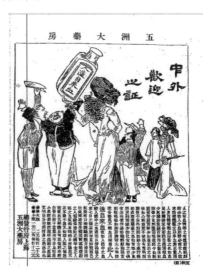

图5-8　民国时期的补血药品广告

　　当然，最常见的贫血还是缺铁性贫血。铁是维持人体正常生理功能所必需的微量的元素之一。成人体内含铁约3～5克，都与蛋白质结合在一起，没有游离的铁离子存在。体内铁有两种形式：一是功能铁，占70%，大部分存在于血红蛋白，肌红蛋白及一些酶系统中，有运输氧及参与组织呼吸的功能；二是贮存铁，占30%，主要存在于铁蛋白及含铁血黄素中。若膳食中的铁长期供应不足，首先引起体内贮存铁的耗竭，进一步发展，则引起缺铁性贫血，可出现相应临床症状：面色苍白、倦怠乏力、头晕、眼花、耳鸣。儿童多出现神经症状：容易兴奋、激动、烦燥，部分病人可出现异食癖；还可出现舌炎、口角炎、皮肤干燥皱缩，指甲变薄变脆，甚至反甲。一部分病人因免疫力低下，常伴有反复感染。

为了预防缺铁性贫血的发生，我们日常饮食中应注意补铁。铁在食物中主要存在两种形式：一是非血红素铁，主要以$Fe(OH)_3$络合物形式存在于食物中。这种形式的铁必须在胃酸作用下，还原成亚铁离子后才能被吸收。影响其吸收的因素较多，如饮食中含有较多植酸盐、草酸盐、碳酸基，则可与铁形成不溶性铁，抑制铁的吸收。谷类中铁的吸收率低，原因就在于此。服用过多的抗酸药物，亦不利于铁离子的释出，阻碍铁的吸收。此外，也有很多因素对铁的吸收有益。维生素C可与铁形成可溶性螯合物，使铁在高pH条件下亦能呈溶解状态，有利于铁的吸收。动物蛋白质如牛肉、猪肉、肝脏、鱼等存在肉类因子，亦可促进铁的吸收。牛奶、蛋类无此作用。在有充足膳食钙存在时，可除去抑制铁吸收的磷酸根、草酸根，亦有利于铁的吸收。二是血红素铁，是与血红蛋白、肌红蛋白中卟啉结合的铁。它以卟啉铁的形式直接被肠黏膜上皮细胞吸收。此类型铁既不受碳酸根等抑制因素影响，亦不受维生素C等促进因素影响，使胃黏膜分泌的内因子有促进其吸收作用。总的看来植物性食物铁的吸收率较低，多在10%以下，动物性食物铁吸收率较高，但牛奶为贫铁食物，蛋类中由于存在卵黄高磷蛋白铁吸收率亦较低。为了防止缺铁的形成，日常膳食中应多搭配动物肝脏、动物全血、肉类、鱼类。多食铁强化食品，如强化铁的食盐、奶粉，中国预防医学科学院欲推广铁强化酱油作为预防缺铁性贫血的主要措施。

铁剂作为一种药物应用已有数千年的历史了。早在公元前1500年的古代埃及纸草文中就记载了含有铁剂的处方。在古罗马时代，铁剂被认为是万灵药,广泛用于各种疾病的治疗。然而,直到17世纪,英国著名医生西登汉姆(Thomas Sydenham,1624—1689)才真正认识到了铁剂在贫血治疗中的价值,他用铁剂治疗萎黄病获得了良好的疗效。当然,铁剂为什么能治疗贫血的科学机理是在20世纪才最终得以阐明的。

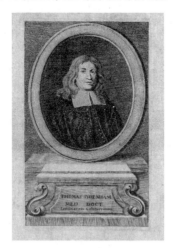

图5-9　西登汉姆

有的贫血病人较长时间服用铁剂后疗效甚微;还有的人服用铁剂后非但没有取得明显疗效,反而出现了一些并发症,增加了病痛。这是什么原因呢? 这是因为在临床上,使用硫酸亚铁来治疗轻症的贫血病人时,由于硫酸亚铁对胃肠道的刺激性大,病人服用后会产生恶心、呕吐,甚至腹痛、腹泻,致使药物不能被完全吸收而影响疗效。有的病人为避免铁剂对胃肠的刺激,就饭后服药。由于铁的吸收主要在胃及十二指肠,饭后即服铁剂,铁会随食物很快离开胃及十二指肠而不能被吸收。正确的方法是饭后一小时服用。有些萎缩性胃炎病人、胃及十二指肠切除患者服用硫酸亚铁后效果不佳,是因为铁剂需在酸性环境中才易被吸收,而这类病人胃酸浓度低甚至缺乏胃酸,故应选择右旋糖酐铁肌肉注射。

血液的生成是在骨髓,也就是说,骨髓是人体的造血器官,也可以说,骨髓是制造血细胞的"工厂"。

影响血液生成的两大因素主要是造血功能和造血原料。造血原料主要

089

中国科普大奖图书典藏书系

来源于饮食，制造血细胞的三大要素包括铁、叶酸、维生素B_{12}，食物中缺乏以上三种物质就可以引起贫血，即通常所说的"营养性贫血"，其中缺铁性贫血最为常见，尤其是婴幼儿和生育期妇女。据世界卫生组织报道，成年男性发病率为11%，女性为20%以上，孕妇为40%，儿童高达50%。在发展中国家，缺铁性贫血发病率更高，印尼、泰国、智利小儿缺铁性贫血发病率高达30%～90%。在我国，铁缺乏发生率也很高，儿童占30%～41.3%。月经期妇女占41.3%，孕妇高达66.27%。铁缺乏不但引起贫血，还影响人的智力，根据国外一份资料报道，缺铁人群的智商低于非缺铁者，缺铁人群的年收入也明显低于不缺铁者，所以铁缺乏应引起我们的高度重视。食物中不乏含铁量高的食物，如动物肝脏、血液、肌肉中含铁量非常高，我们食谱中溜肝尖、炒猪红以及各种排骨，炒肉丝等菜肴，含铁量非常高。在素食中，豆类、大红枣的铁含量较高，在烹饪方面，用铁锅炒菜，可以提高食品中的铁含量，有益于健康，不宜长期用铝锅来炒菜，用铝锅炒菜不但不能补充铁，还会引起铝中毒，导致老年性痴呆。补铁是一方面，促进铁的吸收利用也很关键，富含维生素C的食物，如西红柿、水果等有利于铁的吸收，所以注意饮食搭配也很重要。

除了食补，果汁液体的补充也可对铁的吸收产生影响，天然果汁等有利于铁的吸收，同时富含维生素。而我国传统饮料——茶叶则相反，茶叶含有鞣酸蛋白等物质，可以与铁形成络合物，影响铁的吸收。茶叶中含有鞣酸，如红茶约含5%，绿茶约含10%。当人大量饮用浓茶后，鞣酸与铁质的结合就会更加活跃，给人体对铁的吸收带来障碍和影响，使人体表现为缺铁性贫血，所以缺铁者应忌茶。有些患者因为有饮浓茶的习惯并且喜欢吃茶，结果发生了贫血，若改掉这种习惯并口服铁剂就会很快恢复健康。

贫血的另一种原因就是造血功能障碍，典型的疾病就是再生障碍性贫血（参见下一节）。目前对贫血以药物治疗为主，但合理饮食调节也不容忽视。中医认为肾藏精，主骨生髓，具有补肾填精功效的食品，可以刺激骨髓造血，如山药、大枣、枸杞子、核桃、桂圆既是食品，也是药品，可以刺激骨髓造血，用以上物品加适量水、糯米煮成粥长期食用，有利于患者的康复。中医有以脏补脏的理论，多进食动物骨髓，可以补充人体骨髓，如排骨汤可以帮助骨髓造血，有条件的，可以进食甲鱼，甲鱼有极高的营养价值和药用价值，甲鱼血以血补血，效果较好。祖国医学认为，甲鱼有滋阴凉血功能，可补劳伤，壮阳气，大补阴之不足。现代医学研究表明，甲鱼肉含有一种类似甘碳戊的重要物质，常吃可以降低血胆固醇，对高血压、冠心病患者大有裨益；新的研究结果还证明，甲鱼有一定的抗癌作用和提高机体免疫的功能。值得注意的是，有些人并不适宜吃甲鱼。专家认为，久病体虚、阳虚怕冷、胃肠功能虚弱、消化不良、食欲不振者均应慎用，以免影响食物的消化吸收。凡脾虚、胃口不好、孕妇及产后泄泻的人亦不宜服用，防止食后引起胃肠不适等或产生其他副作用。近年来，国内外有关研究资料还表明，患慢性肾炎、肾功能不全、肝炎、肝硬化的病人都不宜吃甲鱼及其制剂，以免诱发肝昏迷，甚至导致死亡。

再生障碍性贫血：从居里夫人死因说起

居里夫人原名玛丽·斯可罗多夫斯卡（Marie Sklodowska Curie, 1867—1934），波兰人。1891年，玛丽到巴黎攻读物理学。她家境贫穷、生活简朴，由于学习刻苦、成绩优良，获奖学金才得以完成学业，1892年取得硕士学位。在巴黎，玛丽认识了皮埃尔·居里（Pierre Curie, 1859—1906），为科学献身的理想把他们联系到了一起。1895年他们结为夫妻。

1897年，居里夫人为了获得博士学位，选定了不久前贝克勒尔发现的一种性质尚不完全清楚的射线作为研究课题。在对铀和铁的混合物以及各种自然矿石进行测量时，她观察到有些铀铁混合物的辐射强度比其中铀和铁的含量所应发射的强度要大得多，她推测这些矿石中一定存在着某种未知的、放射性很强的元素，并设计了一种放射化学的基本分析方法来找寻它。在实验室里，居里夫妇用化学方法和测定放射性的手段，在成吨的沥青铀矿中艰辛地寻找这种微量的未知元素。他们的工作进展很快。1898年7月，居里夫妇就发现了一种新元素，这种新元素的放射性比纯铀强数百倍。居里夫妇命名它为"钋"（Polonium），来献给居里夫人的祖国波兰。

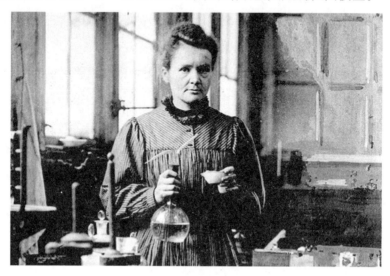

图5-10　居里夫人

居里夫妇并不满足于他们的这一发现，他们认为钋的放射性还不够强，于是又继续在钡族化合物中寻找新的物质。同年12月，居里夫妇通过部分结晶方法，又发现了放射性比纯铀强900倍以上的另一种常常与钡伴生的新元素——镭。但有人质疑："没有原子量，就没有镭！"只有测出镭的原子量才能肯定它的存在。居里夫妇接受了这一挑战，决定设法把镭分离出来。工作在极端困难的条件下开始了，他们无钱购买大量的含镭的沥青铀矿，只得改用仅需支付运费的沥青铀矿矿渣；没有实验室，他们就在学校借给他们的一个木棚里工作，这个木棚下面是泥地，上面是透风的玻璃顶盖，室内充满烟气，夏天炎热难忍，冬天寒风刺骨；没有任何防护设备（当时还不知道放射性的危险），没有助手，两位研究者既是物理学家、化学家，又兼任技师、实验员和"水泥工人"。特别值得一提的是，由于居里先生身体较差，搅拌溶剂和原始加热方法带来的重体力劳动，都要靠居里夫人来完成。研究在难以想象的艰苦条件下进行了4年。他们使矿渣熔解、沉淀和结晶，在几万次提炼之后，终于在1902年从数吨沥青铀矿矿渣中提炼出了0.12克的氯化镭，初步测定出镭的原子量为225，其放射性比铀强200多万倍，从而确凿无疑地证明了镭元素的存在！

居里夫妇受到了一种奇怪而又难以诊断的疾病的折磨，可能他们已经遭到了过多的辐射和吞下了够多的放射性物质而受到了严重的伤害。虽然皮埃尔死于车祸，玛丽也活了67岁，但她病了很长一段时间，而且最后死于由于过度受辐射而引起的许多症状中的一种——再生障碍性贫血。她的女婿，F．约里奥，检查了她的实验簿，发现它们受到了强烈的放射性污染。而且，玛丽在家烧饭，她使用过的许多菜谱书籍保持放射性达50年之久。

再生障碍性贫血是一种骨髓造血功能衰竭引起外周血红、白细胞、血小板减少的疾病。它是一种较严重的造血系统疾病，发病率约为1～2／10万，任何年龄都可发病，其中以青壮年为主，男性多于女性。

目前，科学家们对引起再生障碍性贫血的原因已有了较深入的了解，他们形象地将其病因分为三类。首先是由于骨髓造血细胞的损伤，即所谓的"种子损伤"学说，种子损伤导致不能"发芽、生长"；其次是造血微环境的不良，即所谓的"土壤"学说，即"土壤碱化"或"肥力不足"，导致"种子"不能在"土壤"里顺利地生长发育；第三是免疫因素影响，所谓"虫害"学说，即"种子"虽能在肥沃的"土壤"里生根发育，但是由于受到"虫害"的侵害而不能生长壮大。

外界的某种因素引起其中一种或多种病机变化或者相互影响作用从而导致发生再生障碍性贫血。最常见的因素是药物或化学物质。部分药物有抑制骨髓的副作用，如果人们在服用了足够大的剂量时，就可能会发生骨髓损害。各种抗癌药，如环磷酰胺、5－氟脲嘧啶、氨甲喋呤等就属此类。此外，由于个体差异，部分病人对某些药物或化学物质十分敏感，即便在服用小剂量的药物后也可能发病。最多见的有氯霉素、磺胺药、保泰松、氨基比林、安眠药和苯及苯的有关化合物。某些人由于血细胞基因对氯霉素特别敏感，脱氧核糖核酸受到影响，导致骨髓全能干细胞不能分化而发病。氯霉素还可以与细胞蛋白结合而被淋巴细胞或抗体排斥，发生骨髓抑制。氯霉素也可损害骨髓的微血管结构，使造血微环境破坏而影响干细胞的生长发育。因此，现在临床上已不再使用氯霉素。

> 骨髓抑制：常用的免疫抑制剂和放射治疗在治病的同时也会致病，主要副作用之一为骨髓抑制，骨髓正常的造血功能损害，引起粒细胞减少或致命的粒细胞缺乏症，其次为血小板下降。

值得注意是，当前石油、塑料、橡胶、油漆、染料、制药及制鞋等工业的迅猛发展，苯及苯衍生物广泛应用，大大增加了人们接触苯的机会。苯中毒不但会发生白细胞、血小板减少，而且还会发生再生障碍性贫血。许多室内装饰材料及家具，例如油漆、胶合板、刨花板、泡沫填料、内墙涂料、塑料贴面等材料均可能散发甲醛、苯、甲苯、乙醇、氯仿等有机蒸气，以上物质都具有相当的致癌性。据调查，我国目前使用的大部分装饰材料不同程度地含有有机溶剂、甲醛、苯、氯化烃等有机物，其中甲醛、苯、三氯乙烯等是已知的致癌物质。消费者在购买家具时如何选择绿色环保家具？怎样才能避免和减少家具所造成的室内空气污染？由于国家对于家具没有综合性的环保指标，所以消费者只能自己多加注意，最好买实木、藤制等纯天然家具，少买胶合板、人造板的家具；不要买有强烈刺激气味的家具，人造板制作的家具要看是否全部做了封边处理；布艺沙发不仅要看面料，更要看填充物的用料；在购买前一定要看质检合格证。

此外，卫生防疫部门最近在检查食品市场时，发现有的食品中含有甲醛、硫磺和尿素等非食品原料成分。甲醛属于剧毒化学物质，对人体危害极大，能杀死血小板，破坏人的凝血功能，引发再生障碍性贫血。

再生障碍性贫血还可以在肝炎病毒感染后3～6个月内发生骨髓抑制。此种病人常为急性型或严重型，治疗效果差。也有报道，妊娠会导致再生障碍性贫血，分娩后血象恢复正常，再次妊娠又会发生骨髓抑制。还有一种先天性再生障碍性贫血,称为范可尼贫血(Fanconi贫血),这类病人除有典型再生障碍性贫血表现外,还伴有多发性的先天畸形(皮肤棕色色素沉着、骨骼畸形、性发育不全等)。其病因可能是染色体的异常。以上这些都是引起再生障碍性贫血的原因。但是,临床上很多病人却难以寻找到病因,这就称为原发性或特发性再生障碍性贫血。

在20世纪50年代以前,再生障碍性贫血是没有很好的治疗方法的,唯一的办法就是输血。60年代以后,我国医生开始采用中西医结合的治疗方法,使一部分慢性再生障碍性贫血患者获得了治愈,逐步打破了再生障碍性贫血是不治之症的枷锁!

1958年中国医学科学院血液学研究所有一位男性再生障碍性贫血患者,因睾丸小发育差而用大剂量(50毫克/日)丙酸睾丸酮连续注射,病人面色红润,血红蛋白上升,治疗半年后获得明显好转。以后采用同样办法使不少病人病情得到明显的改变,特别是消除了成年女性病人月经不止的痛苦,杜绝了因流血不止而死亡的病例。

近20多年来慢性再生障碍性贫血的治疗除采用中药外,男性激素也有许多种,如丙酸睾丸酮,甲基睾丸素,17-去氢甲基睾丸酮(大力补),葵酸诺龙、苯丙酸诺龙和康力龙等。其中以康力龙和大力补最为常用,它们能口服,而且疗效快,副作用也较少,仅部分的人可有转氨酶升高,停药后可恢复正常或继续服药后功能也不会再继续恶化。

此外,还可采用硝酸士的宁,654-2等神经兴奋或调节药物,有的可采用脾切除术,但多种药物配合应用效果较好。由于慢性再生障碍性贫血进展缓慢,中西药物作用发挥较慢,所以任何一个病人都应坚持治疗起码半年以上。值得注意,治疗慢性再生障碍性贫血的有效率与治疗时的病程有很大关系。病程短于二年者有效率明显高于超过二年者。因此,病人应早期诊断,早期治疗。急性再生障碍性贫血或严重型再生障碍性贫血可采用骨髓移植、胚胎肝输注或移植、抗胸腺淋巴细胞球蛋白治疗,配合强有力的支持治疗,它的疗效已有显著改观。随着急性再生障碍性贫血病因及发病机理的深入研究,急性再生障碍性贫血不久必将彻底被攻克。

恶性贫血

恶性贫血是由于胃黏膜萎缩,胃液中缺乏内因子导致维生素B_{12}不能被吸收,从而引起机体发生的一种巨幼细胞贫血。1849年,伦敦盖伊医院的医生阿迪森(Thomas Addison, 1793—1860)最先描述本病,称之为"特发性贫血",也称为阿迪森贫血(Addison's anemia)。1872年,苏黎士大学医学院的医学家比尔默(Anton Biermer, 1827—1892)对这种疾病进行了更加完整地描述,他称之为恶性贫血(Pernicious anemia),也称为比尔默贫血(Biermer's anemia)。由于这种疾病分别由两位医生都进行过深入研究,后人为了纪念他们的贡献,也将该病称为阿迪森-比尔默贫血(Addison-Biermer anemia)。

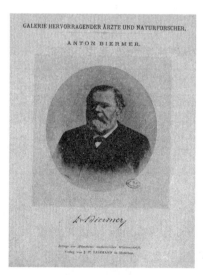

GALERIE HERVORRAGENDER ÄRZTE UND NATURFORSCHER.

ANTON BIERMER.

图5-11　比尔默

在恶性贫血病中,特有的症状是异常巨大的红细胞、脸色蜡黄、厌食、呼吸困难、延长出血时间、腹部不适、体重下降、舌炎、步态不稳和神经紊乱,严重时还会出现四肢强直、过敏和精神抑郁。维生素B_{12}缺乏可能是饮食中含量不足所引起，也可能是由于人体的"内源因子"受阻使得维生素B_{12}无法被吸收利用。缺乏维生素B_{12}的典型症状是恶性贫血。维生素B_{12}可以提高叶酸的利用率，若缺乏维生素B_{12}，则叶酸的利用受到影响。维生素B_{12}缺乏还可导致周围神经炎。小孩缺乏维生素B_{12}的早期表现是精神情绪异常、表情呆滞、少哭少闹、反应迟纯、爱睡觉、手足无意识运动或头与肢体颤动，最后导致贫血。以前患该病者无药可救，必死无疑。后来发现维生素B_{12}后，才得以控制，因此也称为维生素B_{12}缺乏性贫血。

维生素B_{12}的发现及治疗恶性贫血的肝脏疗法归功于美国医生墨菲（William Parry Murphy，1892—1987）。1892年，墨菲出生在美国威斯康星州斯托顿城。1922年，墨菲在哈佛大学医学院获得医学博士学位。他曾对各种贫血病病理做了探讨，发现维生素B_{12}、叶酸都是红血球成熟时所必需的物质。维生素B_{12}要在叶酸的协助下才能防止癌变。维生素B_{12}缺乏可引起叶酸缺乏，有些人两种维生素均缺乏。维生素B_{12}和叶酸帮助骨髓产生细胞，没有维生素B_{12}，机体生成细胞会慢下来，最后形成恶性贫血。

1920年，美国医学家惠普尔（George Hoyt Whipple，1878—1976）提出食用动物肝脏是治疗贫血病的有效方法。他指出，造成贫血的原因之一是有机体中存在毒剂，破坏骨髓的造血功能，使红细胞生成不足，形成单位体积中红细胞数目的大量减少。而动物肝脏则有解毒作用，肝脏中存在某种物质，能刺激骨髓加速制造和形成红细胞。

1924年，墨菲制造了一个狗的贫血动物模型，然后喂给它们不同的物质来衡量贫血改善的情况。他发现，摄取大量肝脏后，贫血动物似乎更迅速地恢复。1926墨菲年结识了迈诺特（George Richards Minot，1885–1950），两人志同道合。他们根据惠普尔的理论，共同开展用牛肝为主要食物来治疗恶性贫血症，同时用来治血红素不足的贫血和颗粒性血球过少症患者。在45例病人中，食用牛肝后，有41例效果显著，有的病人患病时间达10年之久，食用牛肝后仍活着。然而墨菲他们并没有到此止步。因为每个病人，

097

中国科普大奖图书典藏书系

每天需牛肝300～600克,甚至更多,这个办法不便于推广应用。他说:"作为一个医生,如何使更多的恶性贫血病患者得到治疗,如何使他们早日恢复健康,是我所关注的问题。另外,为达到目的,还必须考虑治疗简单化和效率提高,成本降低。"随后,他和迈诺特又在布莱汉医院研究了三年多,分析了肝的有效成分,摸索提取和分离的方法,最后成功地获得了肝提取物针剂制品。经临床应用证明:每100克鲜肝提取出3毫升肝制剂,此制品的疗效为口服鲜肝疗效的50倍。换句话说,从100克鲜肝中提取的3毫升针剂,经肌肉注射后,疗效相当于原来口服鲜肝5000克。现在只要每2～4周注射一次,每次3毫升,注射后6～8小时内,颗粒细胞数目可增加3倍。此外,骨髓处红细胞形成的活性也在增加,血液中的异常细胞在消失,恶性贫血病患者恐慌等症状在逐渐消失。临床实践证明,这药还适用于伴有颗粒细胞减少症的各种疾病,如肺炎、急性传染病、粒性白细胞缺乏症,及一些手术后血相异常的病症。为此,1930年他与迈诺特一起获得爱丁堡大学喀麦隆奖;1934年除荣获美国医学协会颁发的布朗勋章外,还分享了这年的诺贝尔生理学或医学奖。

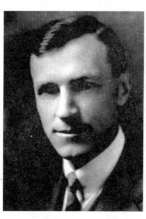
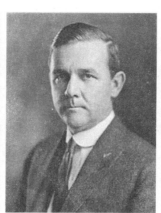
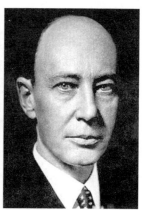

图5-12　墨菲　　　　　　图5-13　惠普尔　　　　　　图5-14　迈诺特

动物内脏中含维生素B_{12}十分丰富,鱼类、蛋类、蚝类中比较多。血蛤属于贝类食品,含有丰富的铁质,可以治疗贫血,又含有维生素B_{12},能改善恶性贫血。植物性食品中除食用菌和豆类(含微量)之外,一般没有这种维生素。维生素B_{12}是所有维生素中分子最大和最复杂的一种，但是人体对它的需要量也许是所有维生素中最少的一种，每天只需3微克左右即可。过量的维生素B_{12}也会产生副作用。有人报道注射维生素B_{12}过多后可出现哮喘、荨麻疹、湿疹、药疹、面部浮肿、寒颤等过敏反应；也可发生神经兴奋、心前区痛和心悸等。有心绞痛的病人常能使病情加重或使发作次数增加。大量维生素B_{12}也可导致叶酸缺乏。所以，适当补充维生素B_{12}才能保证身体健康。

白血病的发现

白血病是一种造血组织的恶性疾病，特点是某一类型的白血病细胞在骨髓或其他造血组织中无限制地增生，可浸润体内各器官、组织，使各个脏器的功能受损。因为白血病具有与恶性肿瘤的共同特点，故常被称为"血癌"。临床上常有贫血、发热、感染、出血和肝、脾、淋巴结不同程度的肿大，骨髓及外周血中常会见到幼稚细胞。1827年，法国医生韦尔波（Alfred Velpeau，1795—1867）报道了一个特殊病例，患者63岁，9年前患泌尿系结石疾病，采用抗炎治疗，病情比较稳定，但后发现腹部肿瘤，肝脾肿大，发热，乏力，血液成分发生改变，呈现粥状浓稠，像充满脓样的血液。这是医学文献中首次清晰地描述白血病案例的报道。

直到19世纪中叶，随着显微镜技术的进步，医学家们才对白血病有了一定的认识。最初，法国医生多奈（Alexandre Donne，1801—1878）观察到某些病人出现原因不明的贫血、懒散、倦怠、发热、牙龈和皮下出血，以及肝脾肿大、淋巴结肿大的现象，在他们的血液中都会发现大量的无色细胞团。由于这些病人体质虚弱，不久便死亡，当时他并没有意识到这是一种疾病，而是认为这是一种恶病质。大概是受到当时在法国占主导地位的医学临床学派的影响，多奈等人并没有在临床观察的基础上进一步探究其原因。1847年，英国医学家本尼特（John Hughes Bennett，1812—1875）和德国医学家魏尔肖几乎同时指出，这种特征为血液中白细胞及其幼稚细胞（即白血病细胞）的异常增生是一种疾病。魏尔肖称之为白血病（leukemia），而本尼特称其为白细胞病（leucocythaemia）。

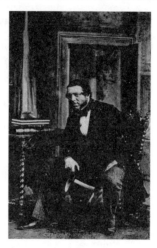

图5-15　本尼特

本尼特在苏格兰爱丁堡大学医学院毕业后，曾到法国在当时法国著名医生多奈指导下工作两年，后来又赴德国进修，回国后成为爱丁堡皇家学会会员、医学研究所所长。本尼特在法国工作期间，就注意到他老师对白细胞在造血组织中无限制增生研究，回国后，他发展了老师的研究，指出这是一种特殊的疾病。但是，在解释白细胞的来源问题上，本尼特则错误地认为他们来自脓细胞。德国医学家魏尔肖虽然在发表白血病研究论文时间上要比白血病晚6周，但是他正确地指出白血病的直接原因就是白细胞数量无限制地增加，因为当时医学家们尚不知道血细胞来自骨髓。白血病发现后不久，本尼特和魏尔肖在谁先发现这一疾病的问题上发生了不愉快的争论。现在来看，在时间上本尼特稍先，而在认识程度上，魏尔肖更正确一些。

我们现在已经知道，其实白血病并不是一种单一的疾病，而是一类疾病，也就是说，白血病有多种。魏尔肖在当时就提出至少存在着两种白血病，一种为以脾肿大为特点，而另一种则表现为淋巴结肿大。在19世纪末，德国医生爱伯斯坦(Wilhelm Ebstein, 1836—1912)根据白血病的临床表现, 又将之分为急性和慢性两类。20世纪以后，医学家对白血病的认识更加深入，我们现在知道，白血病是由于造血细胞增殖分化异常而引起的恶性增殖性疾病，它不仅影响骨髓及整个造血系统，并侵犯身体其他器官，主要表现为贫血、皮肤、牙龈、鼻腔等出血或便血、尿血，反复感染及白血病细胞侵犯各组织、器官引起的相应症状，如侵犯皮肤可引起结节、肿块，侵犯到中枢神经系统出现头痛、呕吐、视力模糊，侵犯到睾丸则睾丸肿大。

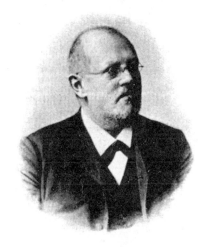

图5-16　爱伯斯坦

医学界现在将白血病分为三大类型，即急性白血病、慢性白血病和特殊类型的白血病。而每一大类中又根据细胞类型的不同再分类。医生们可通过白血病的分类诊断，为病人制定最好的治疗方案。

随着对白血病发病机理研究的深入，医学界在白血病的诊断和治疗上已取得了一定的成就。西医对本病的主要治疗手段是联合化疗。但是本病死亡率高，预后较差，经化疗后急性淋巴细胞白血病缓解率可达80%～90%以上，但仅少数能生存至5年以上，急性非淋巴细胞白血病患者虽约60%～80%可获得完全缓解，但平均生存时间仅1～2年，慢性粒细胞白血病和慢性淋巴细胞白血病平均生存时间为3～4年。人类攻克白血病的道路依然是艰巨而漫长的。

白血病的预防

虽然白血病的病因到目前为止尚不完全清楚，但已发现白血病的发生可能和以下因素有关：①放射线，②某些药物或化学物质，③Ｃ型病毒，④遗传因素。同其他癌症一样，白血病虽然不能做到完全预防，但针对一些发病因素，也能取得相对预防的效果。

首先，不要过多地接触Ｘ射线和其他有害的放射线。从事放射线工作的人员要做好个人的防护，加强预防措施。婴幼儿及孕妇对放射线较敏感，易受伤害，妇女在怀孕期间要避免接触过多的放射线，否则胎儿的白血病发病率较高。不过偶尔的、医疗上的Ｘ射线检查，剂量较小，基本上不会对身体造成影响。

其次，不要滥用药物。使用氯霉素、细胞毒类抗癌药、免疫抑制剂等药物时要小心谨慎，必须有医生指导，切勿长期使用或滥用。另外，妊娠期每天吸10支烟以上的孕妇，其后代患癌症的危险性比正常人增加50%，患急性淋巴细胞性白血病的危险增加一倍。

第三，要减少苯的接触，慢性苯中毒主要损伤人体的造血系统，引起人白细胞、血小板数量的减少诱发白血病。从事以苯为化工原料生产的工人一定要注意加强劳动保护，制鞋工人因为经常接触苯患病率较高。据调查研究，长期接触化学药品者，其子女患白血病的机会较大，孕期大量接触这些物质，有的有害物质会突破胎盘屏障，损害胎儿；哺乳期父母的不洁工作服直接接触婴儿，也会造成伤害。

白血病能遗传吗

白血病能否遗传给下一代子女，对兄弟姐妹是否也有影响。对此，每一个病人及其家属都十分关注。人类白血病是外在环境因素与人体内在因素共同作用而引起的疾病,其确切的致病因素还不十分清楚。许多观察研究表明,白血病发病某些方面与遗传因素有关。1947年有人提出白血病病人亲属中易发生白血病。近年我国也有不少报道,如1982年福建太宁县有一家系二代人中有5例急性白血病。还有一家庭,先后有三个子女分别于7～8岁时发生急性白血病。有人对这种家族中多发病例的情况进行了环境因素调查,却没有发现致病的环境因素,说明家族白血病发病的遗传因素比环境因素更为可能。先天性遗传性疾病,尤其是先天性染色体异常的病人,患白血病的危险性明显高于正常人。如唐氏综合征(又称先天性愚型)的病儿,具有常染色体异常(多一个21号染色体),它发生白血病的比例可达95∶1,比正常儿童高3000倍。可见该病伴发白血病显著高于正常儿童。另外,双胞胎尤为同卵双胎(双胎兄弟或双胎姐妹)同时发生白血病的比例也极高,且以2岁以前发病为多见。由此可见,白血病的发病与遗传因素有密切关系。

预防白血病的关键就是要保护比较容易患白血病的上述儿童,以及了解白血病的一些早期征象,以便早发现,及时治疗。

(1)不明原因的发热、贫血、出血、肝脾和淋巴结肿大,肌肉、关节疼痛或胸骨压痛,齿龈肿胀糜烂久治不愈,皮肤出现紫癜、淤斑、鼻衄。

(2)不明原因的各系白细胞减少,久治无效;不明原因的白细胞增多,单核细胞比例增高。

(3)小儿严重贫血,用皮质激素治疗效果显著。

(4)不明原因白细胞增高,特别是伴有未成熟白细胞增多者。

凡发现以上任何一项异常者,应及早就医,做全面的检查。急性淋巴白细胞血病骨髓涂片可见大量幼稚淋巴细胞(紫色),这是儿童最易得的一类白血病。

西澳大利亚癌症基金会科学家朱迪斯·汤姆森在英国出版的医学杂志《柳叶刀》上发表的文章中说,他们在一项旨在确定诱发癌症因素的实验中

103

发现，怀孕期间补充叶酸和铁的妇女，所生幼儿患急性淋巴细胞白血病的概率要比平均概率低60%，即便是仅仅补充铁元素的妇女，其新生儿患此病的概率也要低于平均水平25%。急性淋巴细胞白血病是发展中国家中儿童最常见的一种癌症，而叶酸能够降低婴儿神经系统先天缺陷的危险性，并且能够帮助人体合成红细胞以及细胞中的基因物质。

白血病的治疗

1854年，魏尔肖为他诊断白血病病人所开的治疗处方是营养饮食、碘化铁、腹部涂搽剂以及洗足。病人在接受治疗后不久因病情恶化而死亡。此后，医生们又应用过砷剂、重金属治疗白血病，例如，1865年德国医生李绍尔（Heinrich Lissauer，1861—1891）使用三氧化二砷治疗一位患慢性粒细胞白血病的病人，使病情得到缓解，砷剂因此成为第一种可用来治疗白血病的药物。1895年德国科学家伦琴（Wilhelm C.Röntgen，1845—1923）发现了X射线，1902年就有医生用X射线来治疗白血病。方法是用X射线直接照射肿大的脾或淋巴结。然而，医学家们不久就发现直接照射也危害机体，可抑制细胞生长，甚至破坏细胞。目前，X射线依然还是治疗白血病的选择方法之一，因为多年来不断地改进，X射线和其他放射治疗已有了更加安全的保障。

第二次世界大战之后，白血病的化学治疗有了较快的发展。1946年，有医学家报道应用氮芥治疗慢性白血病获得较好的疗效。后来，医学家们又研制出氨蝶呤等一批抗代谢药物。20世纪70年代以后，随着移植治疗、免疫治疗等一系列新技术的诞生，人类在白血病的治疗方面已取得了重大的进步，白血病病人治疗后的生存时间也在不断延长。骨髓移植最理想的供者是同卵双生子，因为他们之间的遗传物质是完全相同的。他们之间的骨髓移植，效果好，排异反应少，但双胞胎毕竟少见。子女的HLA分型来自于父母，如父亲为A和B，母亲为C和D，那么子女有AC、AD、BC、BD四种分型可能,所以同胞间的HLA相配率为25%,因此患者从同胞中寻找供髓者较容易当然。人类要完征服白血病还有待时日,目前的干细胞研究为白血病患者带来了新的希望。现代医学对白血病的研究和治疗近年来有很大进展,其中骨髓移植能够使部分病人得到根治。但是必须具备3个条件,①要有合适骨髓提供者,②要在合适的病况下,③要负担得起昂贵的治疗费(一般在20万~60万元)。

砷剂或含砷药物在中外医药史上已有广泛的使用。英文砷(Arsenic)来自古希腊语arsenikon意思是"有效的"。希波克拉底曾使用雌黄(三硫化二砷)和雄黄(二硫化二砷)作为腐蚀剂。罗马医生盖仑推荐用硫化砷膏药贴敷溃疡。文艺复兴时期,著名医学家巴拉塞尔苏斯也曾用砷用做药物治疗。他明确地指出:"所有的药物都有毒,正确地掌握剂量是区别毒物与药物的关键所在,砷剂的应用就是如此。"20世纪初,艾利希发明了治疗梅毒的含砷药物——"606",成为青霉素之前最好的治疗梅毒药物。

1786年,英国医生弗勒(Thomas Fowler)发明用含亚砷酸钾($KAsO_2$)的溶液——弗勒氏液(Fowler's Solution)用来治疗疟疾、间歇热、周期性头痛等疾病。该药成为西方最常用的药物之一,畅销时间达150余年。1865年,弗勒氏液曾用于治疗白血病。1931年,波士顿市立医院的医生再度用弗勒氏液治疗慢性粒细胞白血病。直至1953年马利兰(Myleran,也称白消安,Busulfan)作为主要化疗药物替代之后,砷剂不再是西方治疗白血病的常规药物。

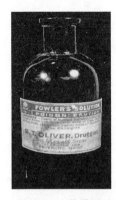

图5-17　弗勒氏液

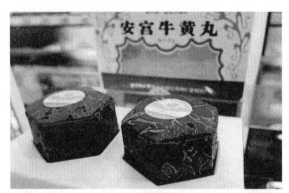

图5-18　牛黄丸

　　我国多种传统中药配方也含砷，例如1995版《中国药典》中含雄黄的中成药有丸、散、片、锭等剂型共19个品种。在临床常用的中成药或内服方剂中，诸如六神丸、牛黄解毒片（丸）、紫金锭、珠黄散、牛黄抱龙丸、牛黄保婴丸、安宫牛黄丸、至宝丹、行军散、醒消丸、蟾酥丸等均含有雄黄。研究表明中药含砷剂可抑制构成细胞代谢的巯基酶系统，因而对生长迅速的肿瘤组织及胚胎组织的具有抑制作用。此外，中药砷剂还具有抗病原微生物作用以及抗疟作用，主要功效为清热解毒、开窍祛浊或解毒消痈，均在急性病证中使用。医生处方也注意到用量小、疗程短，因此还是相对安全的。但俗话讲"是药三分毒"，即便是中药也是如此。

　　1958年，哈尔滨医科大学第一医院医师关继仁曾试用弗勒氏液治疗白血病，结论是砷剂无效。20世纪50—70年代，北京、上海、辽宁等地都有应用含硫化砷的中药复方治疗白血病的研究报道。1973年3月，哈尔滨医科大学附属第一医院药剂科的韩太云根据自己参加巡回医疗队期间了解到的乡村中医用含砷、汞和蟾毒等的复方治疗淋巴结核和多种癌症的经验，制成注射液并命名为"713"溶液，亦称"癌灵"。临床上采用肌肉注射"癌灵"对有些癌症病人有效，在当地曾风靡一时，但因其毒性较大，不久便停止使用。后来，与韩太云同在一个医院的张亭栋，开始合作研究该药的疗效。20世纪80年代初，张亭栋等明确了"癌灵"对于白血病具有较好的缓解率（86%）。进入21世纪后，我国学者在三氧化二砷治疗白血病的研究方面有了重要进展，并取得了令人欣喜的结果，显示出传统的药物的开发利用具有广阔的前景，造福于病人。

第六章　血液与感染

前面我们已经提到了,输血是挽救危重病人生命的一种手段,例如,许多因外伤失血而生命垂危的病人,因及时地输血治疗而获得新生。但是,输血也存在着一定危险性,主要表现在血型不配、血液凝固和因输血而导致的感染三个方面。目前,前两个问题已被解决,而第三个则是当前亟待解决的问题,由于它是保证输入的血液是否安全的关键。只有解决了这个关键问题,输血才能成为一种安全可靠的挽救生命的治疗方法,否则,病人在输血后,虽然缓解了当时的危机,但却埋下了致命的隐患。

许多疾病都能通过血液传播给他人,但当下对人类危害最大的经输血传播的疾病为肝炎和艾滋病。

肝　炎

肝炎是一类古老的疾病。由于患这种疾病的病人在晚期常表现为眼球巩膜,甚至全身皮肤发黄,因此这种病也常常被称为"黄疸"。早在几千年前,古巴比伦人对"黄疸"就已有了一定的认识,提到了这种病常表现为发热、抑郁、疲倦、腹部不适等症状。我国古代医学家张仲景在《伤寒杂病论》中也论述了"黄疸"的病症以及治疗方法。

在欧洲,肝炎也是一类常见的流行病,仅排在霍乱和鼠疫之后。由于军队中的士兵常常染此疾病，于是在西方又被称为"军营黄疸"。19世纪初，拿破仑在埃及战役中，他的大部分军队因患黄疸病而丧失了战斗力。在美国内战期间，黄疸病侵袭了1万名士兵。在后来的普法战争以及第一次和第二次世界大战中，这种病也是严重危害士兵和市民的传染病之一。

19世纪末，医学家发现黄疸可以通过注射传播。当时在德国不来梅的一个造船公司有近200名工人发生了黄疸病。由于对这种病的病因认识模糊不清，于是人们提出了种种假说。有些人认为是由于有毒蒸气引起的，而另一些人则认为这种病是一种胃肠道黏膜炎。也有一名医生注意到这种病具有传染病流行的表现。

为了弄清引起黄疸病暴发的原因，一位名叫吕尔曼（A.Lurman）的卫生官员来工厂进行调查。吕尔曼通过对可能的病源进行逐个排除的方法，发现黄疸病的暴发与病人的社会经济地位无关，因为工厂里从劳工到工头，直至白领阶层都有患病者，与空气和水的污染也关系不大，他也排除了营养方面的问题，最后认为，"对所有导致黄疸病流行的病因的描述都不适合这一疾病。"

然而，在调查过程中，他注意到在疾病暴发前的几个月，工厂中近1300多名工人接种了预防天花的牛痘疫苗。通过查看接种记录并与发病者对比，吕尔曼发现病人都是用同一个药厂生产的疫苗进行接种的。相比之下，在那次接种后新雇用的工人却没有一个黄疸病患者。因此，吕尔曼指出，"考虑到这些病例的分布，人们一定会认为疫苗是黄疸病流行的病源。"

虽然，吕尔曼已经注意到了疫苗接种与黄疸病流行之间有某种联系，但他并不清楚其中的原由，也未能提出有效的防治方法。由注射所引起的肝炎暴发一直持续到下一世纪。肝炎也在梅毒、糖尿病和关节炎诊所的病人中流行，因为这里的医生们用消毒不彻底的针来注射药物，或在一些装过人血浆的容器中准备药物。

直到第二次世界大战期间，医学家们才确定了导致黄疸病流行的物质是肝炎病毒，肝炎病毒可以通过血浆和血液制品传播给他人。当时，美军为了让参战部队避免黄热病的侵袭,需要几百万支黄热病疫苗。纽约的洛克菲勒医学研究所承担了这项任务。为了防止在疫苗制造过程中混入肝炎病毒,研究所采取了防范措施,因为研究所生产这种疫苗的主要原料来源是一种人血清溶液。他们将购买来的血浆在约55.5℃的温度下加热1小时,以杀灭其中的病毒。然后再用经过了灭菌后的血液来生产疫苗。

然而,让人意想不到的是,在接种后不久,在几个军事基地依然发生了肝炎的暴发。在这次肝炎流行过程中,有近3万名士兵受到侵袭,62人死亡。后来,洛克菲勒医学研究所在事故原因的调查中发现,在疫苗制造过程中,生产者又加入了未经灭菌的新采集来的九份血清。在当时,人们还没有想到去询问献血者是否患过肝炎。

20世纪50年代初期,医学家们已经确定了有两种类型的肝炎病毒,一种为甲型肝炎病毒,另一种为乙型肝炎病毒。甲型肝炎病毒,又称为肝炎病毒A,它所引起的疾病称为"甲型肝炎"或"传染性肝炎",可通过水和食物传播。乙型肝炎病毒,又称为肝炎病毒B,它所引起的疾病称为"乙型肝炎"或"同源血清黄疸病"。与甲型肝炎相比,乙型肝炎的危害更为严重,它可通过体液传播,如性交、输血、使用被感染的针头。乙肝病毒进入人体后可潜伏一段时间,然后引起病人发热、疲倦、食欲下降等症状,一部分病人可发展为长期的肝损伤,其中约1%～3%的病人最终因此而死亡。20世纪50—70年代,西方国家发生过多起因输血而导致的乙型肝炎的流行。各国红十字会与血库委员会都对如何控制血液污染的问题而感到头痛。

1964年,美国国立卫生研究院的布隆伯格(Baruch Samuel Blumberg,1925—2011)发明了一种检测乙肝病毒的方法。经过几年的临床试验后,1972年,美国食品药品管理局批准了这项检验,作为检测献血人员是否携带乙肝病毒的方法,然而遗憾的是它的有效率只有15%左右。不久,医学家们又推出了一项新的检验方法,将有效率提高到40%。尽管这一结果也不太理想,但它表明人类在控制血液被乙肝病毒污染方面已迈出了一大步。经过人们的努力,在不长的时间内,乙肝的发病率有了明显下降。

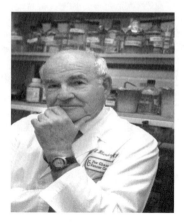

图6-1　布隆伯格

　　布隆伯格的主要研究领域是发现疾病易感性的基因。他并没有特意去研究肝炎病毒问题。

　　自20世纪50年代开始，布隆伯格一直在研究遗传性状是否使人们对同一种疾病在易感性方面起作用。他和他的团队走遍了世界各地，采集不同人群的血液样本进行分析，目的是寻找遗传上的差异，看看这些差异是否与特定疾病有关。

　　1966年初，一个偶然的发现使布隆伯格和合作者开始考虑澳大利亚抗原（现名乙肝表面抗原）与肝炎的关系。在做了一系列试验后，布隆伯格等提出澳大利亚抗原与急性病毒性肝炎之间有密切关系，并且可能通过输血传染。1969年，布隆伯格和他的同事发明了乙肝疫苗。美国食品药物管理局把它命名为第一个"抗癌"疫苗，因为慢性肝炎感染的后果是引发原发性肝癌（大约80%患有慢性乙肝的人会患肝癌）。布隆伯格因发现肝炎产生和传播的新机制，从而促进了乙肝疫苗的研制，推动了人类对乙肝的控制，在全世界产生了深远影响。目前全球164个国家实施乙肝疫苗免疫接种，大大降低了乙肝病毒感染率。布隆伯格从而成为拯救肝癌病人最多的专家。1976年，布隆伯格因他在乙肝病毒的发现方面的贡献，荣获诺贝尔生理学或医学奖。

　　随着乙肝发病率的降低，另一种被称为"非甲非乙"的肝炎又成为了输血者的大敌。乙肝被控制后，这种后来被命名为"丙型肝炎"的疾病，占了输血后肝炎的90%。1989年，丙型肝炎病毒（HCV）被分离。1990年，人们发现戊型肝炎病毒（HEV），1995年，又发现庚型肝炎病毒（HGV）。

在预防血液污染的工作中，人们逐渐认识到献血者的健康是至关重要的。以往献血者献血往往是为了商业性目的，或者是穷人为了生计不得已而为之，这些人常常是反复多次地献血，血液的质量和安全性得不到保证。因此，人们呼吁建立"无偿献血"制度，以提供高质量、更安全的血液，使人们不再担心因输血而染上其他疾病。

正当人们在控制输血引发肝炎上不断取得成效之时，另一种可通过血液传播的，对人类健康和生命危害更为严重的疾病悄悄地出现了，并迅速地蔓延开来。它就是艾滋病。

艾滋病和艾滋病病毒的发现

20世纪80年代的第一个初春，一个阳光明媚的早晨，美国某城市商区的人行道上，一位风度潇洒、富有魅力的男子匆匆而行。不久，他来到一家医院门前，轻轻地推门而入。这名男子名叫盖坦·迪尤卡，是加拿大航空公司的服务员。他是一个男性同性恋者，一向博得众多男友的宠爱和青睐。美中不足是，近来他脸上不知不觉长出一块红斑。虽然红斑不疼不痒，但他觉得有损美男子的形象，所以他来找医生为他切除脸上的红斑。手术后不久，伤口愈合，他又恢复了以往的美貌。因此他对这种疾病并没在意，更未想到还会出现什么样的严重后果。但医生的眼光是敏锐的，手术后，医生将红斑组织做了切片，送到纽约的一家医院做病理检查。几周后，检验报告送回来了，结果认为这男子患的疾病叫"卡波济氏肉瘤"。

卡波济氏肉瘤是奥地利的皮肤病学家莫尔斯·卡波济在1872年最先发现的，他命名这种疾病为皮肤多发性出血性肉瘤。为了纪念他的发现，所以该病又称做卡波济氏肉瘤。

111

据文献记载，这种病于1914年曾在赤道非洲一度流行。1979年9月，美国医学家罗宾斯坦博士发现了两名卡波济氏肉瘤病人，一名是从事模特职业的37岁男性，另一名也是男性，是个年轻的商人，两人都是同性恋者。由于他们两人发病的共同特点是身体的免疫功能极度低下，因此，医生们暂时把这种病叫做"同性恋者免疫缺陷综合症"。它的英文名字是Gay Related Immune Deficiency，简称为GRID。

1981年6月，美国加利福利亚州有5个健壮的男青年得了一种肺炎——卡氏肺囊虫肺炎，这是一种罕见的疾病，通常发生在免疫功能极度低下的病人中，他们的疾病引起了医学界的重视，经过调查发现，这5位病人也是男性同性恋者。

后来，医学家们又发现不仅同性恋者，吸毒成瘾者以及血友病患者等也容易患上免疫功能不全，因此，1981年6月，美国疾病控制中心正式将这种疾病定名为"获得性免疫缺陷综合症"，英文全名是Acquired Immune Deficiency Syndrome，缩写为AIDS，中文译为"艾滋病"。同年，美国成立了艾滋病的监测机构，负责对艾滋病进行普查和监测。

随着艾滋病人的增多，人们对这种疾病日益关注。人们不禁要问，世界上是谁最先染上艾滋病的？他又是怎样传染给别人的？为了弄清这些问题，美国《旧金山记事报》艾滋病专栏记者兰迪·舒尔茨采访了许多艾滋病人和医学专家，终于发现了最初的艾滋病患者就是前面说到的那名叫迪尤卡的美男子，他被称为"艾滋病零号患者"。美国艾滋病监测机构在调查中发现，前文提到的另外两名卡波济氏肉瘤患者，正是迪尤卡的同性恋对象。由此证明了那位零号患者可能是最早的患者和传播者。

1983年下半年，那位零号患者病情加重，免疫力已极度低下，长期腹泻，4次并发肺炎，早已失去了往日的美貌。1984年3月30日，零号患者在刚刚度过他31周岁的生日后，离开了人世，从得病到去世，一共不到4年时间。

零号病人虽然死亡了，但艾滋病的流行却日益猖獗。有专家估计，艾滋病正以每1分钟增加1名新病人的速度在全球蔓延。警钟已经敲响了，全世界的医学专家们正在努力研究防治艾滋病的措施。

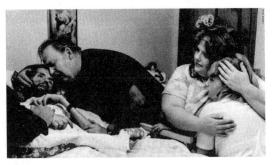

图6-2　美国《生活》杂志1990年刊登的艾滋病患者临终前与家人在一起的照片

艾滋病从何而来

根据已往对付各种传染病的经验,最好是能查明传染艾滋病的病源,然后才有可能利用它制造出预防艾滋病的疫苗,生产能有效遏制乃至消灭艾滋病的药物。于是,世界各国的科学家们都展开了对艾滋病来源的搜索。

艾滋病虽突然出现于20世纪的80年代,但树有根,水有源,科学家们希望首先弄清楚它最早的起源。起初,对艾滋病的起源以推测为主。有人提出,艾滋病的病原体是一位微生物学家不幸造出的,他在实验中改变了一种病毒的遗传物质,结果使一种本来没有危险的病毒变成了一种致命病毒,而且他还故意或无意地"放出"了这种病毒。也有人认为,艾滋病是某些超级大国在研制生物武器时失去了控制而造成的瘟疫。然而,这些都只是一些耸人听闻的传闻,不足以为凭。

医学家们对艾滋病的起源问题开展了深入广泛的研究,他们发现早在20世纪60年代,中非一些国家就有这种疾病存在了,有统计资料表明,在扎伊尔和乌干达的居民中,做艾滋病毒抗体检验,有10%呈阳性反应。那么非洲人的艾滋病又是怎么来的呢?

1985年11月,哈佛大学公共卫生学院埃赛克斯等人发表的研究报告指

113

出，他们在非洲绿色长尾猴的身上找到了一种猴艾滋病病毒。这种非洲绿色长尾猴是一种小的或中等大小的古代猴，体重在10千克左右，居住在中非、东非和西非的森林和大草原中。虽然他们曾被艾滋病感染过，但是，医学家们却没有发现一个生病的非洲绿色长尾猴。

当医学家将猴艾滋病病毒转种给其他属种的动物时，这些动物也表现出人身上的那些典型的症状和体征。因此，医学家们推测，非洲绿色长尾猴是艾滋病病毒的"储备器"，他们作为猴艾滋病病毒的"主人"尽管受到传染，但仍保持健康。但是，如果这种病原体传染到其他生物时，则可能带来极大的危害。所以，有可能人在猎取、支解和训练非洲绿色长尾猴时，不慎受伤，致使对猴没有危险的猴艾滋病病毒传染给人体，并在人体内发展成为致命的艾滋病病毒。

当然，以上这些，都还不过是对艾滋病来源的种种推测和猜测，真正要证实它，还有待于医学家们通过审慎的考察和验证，拿出确凿的证据来。

表6-1　艾滋病年表

时　间	内　　容
1959	文献研究表明最早的艾滋病病例出现在民主刚果共和国
1969	HIV 病毒可能经一名到过海地旅行的人带到美国
1981	在纽约与加州发现免疫缺陷综合症病人
1982	该病被命名为艾滋病（AIDS）
1983	巴黎巴斯德研究院的科学家分离出疑似艾滋病的病毒 LAV
1984	美国科学家加洛领导的研究团队发现逆病毒，命名为 HTLV–III
1985	应用抗病毒药 AZT 进行试验治疗可减少 HIV 病毒的复制
1986	法国与美国科学家确定了艾滋病的病因，认定 LAV 和 HTLV–III 是同一种病毒，并重新命名为人类免疫缺陷病毒（HIV）
1987	应用抗病毒药 AZT 广泛用于 HIV 的治疗。
1992	治疗艾滋病的双脱氧胞苷（Hivid）开始与 AZT 联合使用。
1996	蛋白酶抑制剂与其他抗病毒药联合使用治疗 HIV
1998	开始试验人类抗 HIV、AIDS 疫苗
2004	美国批准第一种 HIV 通用药物，为降低艾滋病治疗费用铺平了道路
2009	美国科学家完成 HIV 基因组解码项目

逆：1970年Temin和Batimore各自发现了肿瘤病毒含有一种酶，称为逆酶或称反向酶。它以RNA为模板，在四种dBTP（合成DNA的原料）存在和合适的条件下，合成DNA链，形成RNA—DNA杂交体，然后杂交体的RNA水解，又以DNA为模板合成另一条DNA互补链，整个过程称为逆。

艾滋病秘密的发现者及优先权之争

　　艾滋病的病原，医学界普遍认为它是由一种特殊的病毒引起的。为了弄清艾滋病病毒的真面目，医学家们投入了大量精力，并且展开了激烈的医学竞争，发生了一段医学史上不寻常的国际官司。

　　1983年1月，法国巴斯德研究所的研究员蒙塔尼（Luc Montagnier，1932— ），从艾滋病人的血样中分离出一种与人淋巴结瘤相关的病毒（Lymphadenopathy Associated Virus，简称LAV），并且将它的生物学性质写成论文，在学术杂志上发表了，但并未确定该病毒与艾滋病之间的关系。与此同时，蒙塔尼还将病毒的样品标本寄了一份给美国的生物学家加洛（Robert Gallo，1937— ）。加洛当时是美国国家肿瘤研究所细胞生物研究室主任，是白细胞介素-2的发现者。1984年，加洛先后在《科学》杂志的第5、第10期发表论文，说自己分离出了一种人T淋巴细胞艾滋病病毒-III型（Human T-Lymphotrophic Virus-III，简称HTLV-III），同时也描述了它的生物学性质，指出该病毒是导致艾滋病的原因。

　　蒙塔尼和他的助手看到这两篇论文，发现加洛自称发现的HTLV-III艾滋病毒和自己曾寄他的LAV艾滋病毒十分相似，两者基因序列的差异只有2%，这样的细微的差异，只能出自同一样品，因此，蒙塔尼怀疑加洛自称发现的那种病毒，只不过是将自己曾寄给他的病毒样品改换了一个

115

名称。不过，由于加洛的名气比蒙塔尼大，而且以前他还发现过白细胞介素 -2，因此几乎该领域的专家学者都倾向认为加洛是第一个发现人艾滋病病毒的人。此外，加洛还申请到了检测艾滋病病毒的专利。

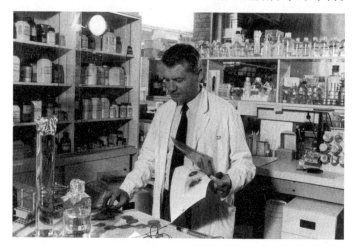

图6-3　1986年蒙塔尼在巴斯德研究所的实验室

蒙塔尼当然很气愤，理直气壮地通过法国有关方面对加洛提出控告，控告他剽窃了自己的科研成果，决心打一场国际官司。美国法院对此案调查了 16 个月没有结果，不过它引起了当时美国总统里根和法国总统希拉克的关注。1987年，两国首脑达成协议，两国共享首先发现人艾滋病病毒的荣誉。

政治家的妥协不能代替科学研究的诚实。美国的新闻界和科学界决心把真相查个水落石出。1989年11月，美国《芝加哥论坛报》新闻调查记者克鲁森（John Crewdson）发表文章，指出加洛自称的发现，是剽窃法国巴斯德研究所的成果，还有一位电子显微镜摄影师愿意作证。但是，1990年1月，美国科学院成立了一个 10 人小组进行调查，查遍了加洛在 1983—1984 年的 60 本实验笔记，认为加罗似乎没有必要去剽窃别人的成果，问题又要挂了起来。1991年10月，美国国家科学院重新组建审查小组，决定排除一切干扰，不再允许加洛本人和他的发言人、律师旁听审查意见。又经过加洛实验室的研究人员将加洛实验室中的艾滋病病毒样品和法国蒙塔尼的样品分列进行培养分析,将它们的DNA序列图谱进行比较,终于证明,加洛自称发现的人艾滋病样品里来自蒙塔尼寄给他的样品。审查小组指出:加洛"有在实验室制造和推动作弊风气之嫌",应受到"严厉指责"。

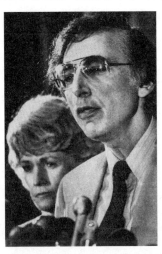

图6-4　1984年4月加洛与美国卫生与人类服务部秘书玛格丽特向媒体宣布发现艾滋病病毒

在事实面前,加洛只好承认他分离的人艾滋病病毒是来自法国巴斯德研究所,美国官方也只好宣布放弃两国共享优先发现人艾滋病毒的荣誉,这一荣誉应该归属于法国。美国国立卫生研究院同意向巴斯德研究所支付数百万美元的销售检测艾滋病病毒的专利使用费。虽然加洛承认蒙塔尼小组首先发现艾滋病病毒,但蒙塔尼也认为加洛小组在艾滋病病毒的发现中发挥了重要作用。2002年蒙塔尼和加洛在《科学》与《新英格兰医学杂志》上分别和联名撰文,回顾了艾滋病病毒发现的历史,相互认可了双方在HIV的发现中所起的关键作用。

2008年,诺贝尔奖委员会将该年度的诺贝尔生理学或医学奖授予蒙塔尼,以表彰他在发现人类免疫缺陷病毒方面的重要贡献。诺贝尔奖委员会把加洛排除在外。加洛对此事的看法是他没有成为诺贝尔奖的分享者是"令人失望"的。蒙塔尼也对加洛没能获奖表示:"加洛在证明HIV是艾滋病的原因方面具有非常重要的作用,我对罗伯特·加洛未能获奖非常遗憾。"

中国科普大奖图书典藏书系

这场国际科学官司打得十分热闹，风风火火，持续了几十年。在这场官司中，加洛虽是名家，却在这场名利的争夺中显得不太光彩。美国新闻界和科学界坚持实事求是、尊重科学创新的立场，揭开这其中秘密，这些都值得人们去深深体味。无论如何，关于艾滋病病毒的研究及因此而导致的一场国际官司，终于作为一个突出的事件在当代医学史上留下了醒目的一页。现代科学研究是一项竞争性的事业，在科学发展的过程中，科学家们常不约而同地研究着相类似的问题，这是科学自身进步和社会需要所决定的。谁能首先公布研究成果，谁就可能在竞争中获得胜利，赢得发现者的桂冠。

一位优秀的科学家，不仅应具备良好的专业知识和技术，能创造出第一流的科研成果，同时，还应具备高尚的科研道德和严谨的科学精神。在近些年里，科学界不断揭露出科学研究中弄虚作假的丑闻，也引起了科学界人士及社会舆论的关注。美国国立卫生研究院为了防止和处理有关科学研究中的不道德行为，专门成立了科学道德局。目前该局已开展了大量的工作，多数人认为这对于维护科学的严肃性，保障科学研究沿着正常轨道行进是有积极作用的。未来的医学研究应该本着尊重科学和崇尚科学道德的精神继续前进。

艾滋病病毒的"画像"

1986年7月25日，世界卫生组织（WHO）发布公报，国际病毒分类委员会会议决定，将艾滋病病毒改称为人类免疫缺陷病毒（Human Immunodeficiency Virus）简称HIV。 HIV呈袋状球形，直径约150毫微米，包膜由一薄层类脂质构成，具有抗原性。HIV有10%碱基序列不同，是单链RNA病毒，外有核壳蛋白，此外还有一种特殊的逆酶，能以单链RNA作为模块，为双链DNA，该双链DNA可与宿主细胞的DNA结合，然后逆为病毒的单链DNA，因此感染艾滋病病毒后，病毒的核酸永远与宿主细胞结合在一起，使得感染不能消失，机体无法清除病毒。因此，艾滋病是一种由逆病毒引起的疾病。

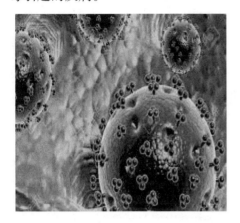
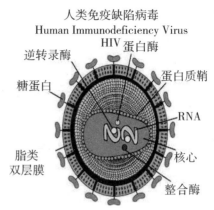

人类免疫缺陷病毒
Human Immunodeficiency Virus
HIV 蛋白酶
逆转录酶
糖蛋白
蛋白质鞘
RNA
脂类双层膜
核心
整合酶

图6-5　艾滋病病毒的模式图

　　正如前文所讲HIV从攻击T4淋巴细胞开始，当以激活免疫反应为己任的T4细胞几乎全部被HIV消除，T4细胞抑制细胞在数量上剧增，而病人体内T4细胞在数量上骤减，从而导致病人的免疫功能全部衰竭，为条件性感染创造了极为有利的条件。HIV除了破坏T4淋巴细胞之外，还能侵犯神经系统，破坏神经细胞，从而引起脑组织的病变，或者继发条件性感染而引起致各种中枢神经系统的疾病。HIV和其他逆病毒一样，当逆酶使病毒的RNA作为模板合成DNA而成前病毒DNA整合到宿主细胞的DNA中时，HIV带有的致癌基因可使细胞发生癌性转化，特别是在细胞免疫遭到破坏，丧失免疫监视作用的情况下，细胞癌变更易发生。

　　转录：遗传信息贮存于DNA分子中，蛋白质则是遗传信息的表现者，DNA不是蛋白质合成的直接模板，因此贮存于DNA分子中的遗传信息，即碱基顺序需成RNA的碱基顺序，后者才能作为蛋白质合成的模板，决定氨基酸的顺序。通常把遗传信息从DNA通过RNA传递到蛋白质称为基因表达，基因表达的第一步，即遗传信息从DNA到RNA的转移称，也就是RNA的生物合成。

"获得性免疫缺陷综合症"这个命名表达了艾滋病的完整概念，从中我们可以了解到艾滋病的三个明确定义。

获得性：表示在病因方面是后天获得而不是先天具有的。

免疫缺陷：表示在发病机理方面，主要是造成人体免疫系统的损伤而导致免疫系统的防护功能减低、丧失。免疫缺陷病的共同特点是：①对感染的易感性明显增加，②易发生恶性肿瘤，③临床及病理表现多样化。

综合症：表示在临床症状方面，由于免疫缺陷导致的各个系统的机会性感染、肿瘤而出现的复杂症状群。

艾滋病是一种由逆病毒引起的人体免疫防御系统方面的疫病。人体处于正常状态时，体内免疫系统对机体起着良好的"防御"作用，抵抗各种病原体的袭击。一但受艾滋病病毒感染之后，人体的这种良好防御系统便会受到破坏，防御功能减退，因而这时病原体及微生物得以乘机经血管及破损伤口长驱直入。此外，身体中一些不正常的细胞，例如癌细胞，也同样乘机迅速生长、大量繁殖起来，发展成各类癌瘤。也就是说，艾滋病病人主要表现为免疫系统受到严重损伤，机体抵抗力下降，以至诱发严重感染和一些少见的癌瘤。

血液感染与艾滋病的传播

医学家已经证实，引起艾滋病的人类免疫缺陷病毒（HIV）十分容易通过输血传播给他人。事实上，接受HIV感染者的血液后感染HIV的机会超过90%。一次输血带入HIV病毒量是非常大的，通过这种方式感染后，很快就会发展为艾滋病，平均时间是3～5年（儿童约为2年）。前面我们已经提到了输血在抢救危重伤员、外科手术等方面具有重要作用，每年通过输血挽救了数百万人的生命。但是，在一些国家或地区，由于血液安全得不到保证，因输血而感染HIV的风险正在上升。其他疾病如乙肝、丙肝、梅毒和疟疾等也容易通过输血而引起传播。据估计，在全球范围内，一年大约有400万次的献血，不是没有检测HIV，就是没有检测乙肝病毒，献血前检测丙肝病毒的也非常少。

输血总是带有某些风险，但在大多数情况下，HIV经输血传播是能预防的，只要建立和保持一个完整的安全供血系统就能做到。保持一个安全供血系统的困难包括：缺乏安全的献血员，或有不安全的献血员存在，缺乏血液筛查，对引起一些疾病的病毒、细菌或其他微生物或其产生的抗体没有血液筛查手段或对血液不能进行检测。资金、检测试剂和经过培训的人员缺乏。缺乏政策和组织阻碍了血液筛查工作。只有以下三个基本因素能到位，才能建立一个安全的供血系统，必须有一个对卫生部门负责、非盈利的国家输血服务体系，必须有一个排除卖血或职业献血的政策，同时鼓励经常性的自愿献血。所有的献血都必须做HIV以及乙肝、梅毒（甚至丙肝）的筛查，此外，医生和病人要认识到血液应该在必须使用时才能输入。

许多地方制订有献血、筛查和输血的规章，但没有很好地执行，制定并严格执行规章符合每一个人的利益。

筛查指的是对血液中能传播疾病的传染因子进行检测的过程，就HIV而言，有几种检测方式，典型的是HIV抗体检测，即抗HIV检测，这种方法显然非常敏感，但存在着"窗口期"。"窗口期"是指HIV最初进入机体到产生可检测出的病毒抗体的时间，通常为14～21天。这就是说，一个献血者在感染病毒的14～21天内献血，这份血液的筛查试验将呈现出"未感染"的假性结果。

还有一种短于14～21天窗口期，只有6天时间的检测方法，就是用HIV抗原直接检测病毒，但这种检测方法操作复杂，使用受到限制，世界卫生组织不提倡在现在使用，因为病毒在出现1～2周后会消失，所以血液总是需要筛查抗HIV（抗体始终存在于血液中）。抗原检测是一种额外检测，费用较高，没有经济效益。如在美国用HIV抗原检测方法筛查600多万献血样本，估计至少要增加5000万美元的费用，而仅能查到1例通常用抗HIV

检测方法查不出来的HIV感染的血液。

这个问题讲起来容易，但要解决起来常常困难异常。在世界上的许多地方，只在部分献血员中进行HIV、乙肝以及其他可经血液传播的疾病如丙肝的正确筛查。在许多发展中国家，只在首都和1～2个大城市进行血液筛查。

缺乏筛查常常是由于资金匮乏。要建立起一个对所有血液进行检测的国家系统是非常昂贵的，还需要好的组织、计划和管理，这也是非常困难的。各级机构缺乏经过良好培训的检测人员，也缺乏检测血液用的试剂盒。

输血不总是非输不可的，也不总是合适的。非必需性输血增加了感染HIV的风险，特别是在没有对血液进行适当筛查的地方。除此之外，非必需性输血会造成人为的血液缺乏，从而使职业献血员更加活跃，进而降低了血液供应的安全性。

安全合理地用血和血液制品的基石是吸收、选择和保持自愿、无报酬的献血员。献血员大致可分为三种类型：第一种是卖血者或职业献血员，有非常多的理由说明为什么这种献血员应该禁止。卖血者常常来自于社会最贫穷阶层，他们的健康状况较差、营养不良并可能正感染某种疾病，而这种疾病又可通过输血传播。在一些地方，卖血者卖血所得的钱主要用于购买静脉注射的毒品，如果他们共享未经消毒的注射器，那么他们就有感染HIV的极高危险。

此外卖血者的卖血次数过于频繁，使得他们所献的血低于规定标准，如缺铁，这对于受血者来说就是一种风险。此外，过度献血也会损害献血者自己的健康。

有偿供血者通常与卖血给受血者的现象相伴而生。在这种制度下，贫穷家庭无法负担急需血液的费用。另外，卖血者的存在破坏了自愿无偿献血制度建立。如果无偿献血员看见周围的人献血后得到报酬，那他们也会想要报酬。

第二种献血员是替代献血员，有时称作"家庭替代献血员"。在这种制度下，受血者的家人要献出与受血者所接受的同等量的血液。这份血可能直接输给相应血型的人，也可能放在公共血库中。许多年以来，世界卫生组织强烈反对这种献血方式，因为这些献血的所谓"亲属"常常是与受血者无任何血缘关系的卖血者。即便他们之间有关系，亲属们所献的血液的安全性也值得怀疑，因为在这种情况下，一般的选择或缓期使用献血者的标准无法应用。然而，由于在许多发展中国家血液极度短缺，使得这种替代献血员非常普遍。

在一些国家，当局出于好的愿望建立起来的替代系统，现已变成一个严重的问题。如在柬埔寨，负责监督血液供应工作的国际红十字会给那些声称是"亲属"的经常到血液捐助中心的人拍照。如果红十字会见到他们的次数太多就会拒绝接受他们的血。

第三种类型是最安全的一类献血者——不需要报酬的自愿献血者。这些献血员是利他主义者，没有献血的压力。总的来说，他们更可能符合国家低危献血员的标准，他们也更有可能愿意经常性地按适当的间隔期献血。这对于保持足够的血源是非常重要的。所以，我国废除原来实行的有偿献血政策为现在的无偿献血政策。

怎样获得安全的血液供应

1．"教育、激发、招募和保持"低危献血员

世界卫生组织与国际红十字会、红新月会、国际输血协会一致推荐"应接受和实行自愿、无报酬献血的原则"。要使人们无偿献血是很困难的，需要有效的、持续的运动促使众多人参加献血活动，即鼓励和募集献血员。

教育人们作为献血员的意义也是很重要的，这样，潜在的献血者就能决定自己是否可以献血（自我选择）和献血时间。自我选择是指，如果献血者

知道或认为自己感染了可经血液传播的疾病，即不参加献血。自我决定献血时间是指，献血者由于近期患病或其他原因而暂时推迟献血。

献血员献血前，受过专门培训的卫生人员要全面了解献血员的情况，以便将那些明显的高危人群排除在献血者之外。献血者的选择是献血过程中的重要部分。

维持献血队伍中义务献血者、无偿献血者的稳定是达到安全、充足血源供应的关键。这一工作需要好的指南和操作程序。例如，必须为献血者保密；要对参加募集、选择献血者并为献血者提供咨询的人员进行任命和培训；要向献血员提供有关献血员的重要性和输血系统的宣教材料；还必须为献血者建立良好的登记系统。

2．筛选血液和血液制品

所有国家对所有的血液和血液制品进行包括HIV在内的所有能通过血液传播的疾病的筛选是非常重要的。这涉及应用最合适和有效的检测方法并遵循国际公认的指南以保证血液的质量和安全。很多情况下，对某些特殊疾病建议使用一种以上的检测方法。以HIV为例，世界卫生组织提供了帮助各国开展血液筛查的检测策略。

国家的筛选工作存在许多后勤问题，包括试剂和其他检测用材料的储存、分发，以及血液本身的储存。这些问题只有通过好的组织工作加以克服。例如，将捐献的血液置于$2\sim8℃$，在使用特殊抗凝剂情况下，最多可保存35天。而对于血浆来说，当从全血中分离出来后，必须在数小时内冰冻并置于-20度或更低的温度下保存。但这些保存条件可能只有在大城市可以提供，而在农村或更偏远的地区，由于缺乏稳定的电力供应，可能连合适的冰箱也不具备。另外，很难得到或保存用于血液筛查的材料，或抗凝剂。

3．减少不必要和不适当的输血

虽然输血挽救了许多人的生命，但仍然要小心使用，因为还存在有感染疾病的风险以及输血引起的副反应。不适当的输血浪费了宝贵的血液。而对于血液的需要又促进了卖血者的出现,这是人们不希望出现的。

  * 教育医生和其他医务人员应避免给病人进行不适当的输血。

  * 应鼓励使用血液替代品代替血液,如晶体(即,生理盐水)或胶体,不仅不会传染疾病,而且其费用也比全血便宜很多。

  * 要解决输血的主要原因。慢性贫血是一种红细胞缺乏症,需经常输血。慢性贫血可由营养不良、慢性失血和其他感染如疟疾引起。如果我们能针对引起慢性贫血的病因进行治疗,就能缓解症状,如改善营养和补充失血、控制疟疾以及提高全社会的健康水平。分娩过程中的并发症也是经常导致输血的原因。通过向产妇提供产前及分娩中的适当护理,我们也可以减少对输血的需要。

  4.国家输血服务系统

  国家输血服务系统对政府或政府指定的非盈利组织负责,使所有的输血中心和血库成为国家网络的组成部分。建立国家输血服务系统可使所有保证血液安全的措施得到落实。一些发达国家和几个发展中国家已经建立了这一系统。在有良好的国家服务系统的地方,供血均被认为是安全的,这并不是一种巧合。如在非洲南部,南非、津巴布韦、纳米比亚和赞比亚都建立了国家输血服务系统,他们的供血被认为是安全的,但他们的大多数邻国却没有做到。

  这个系统必须建立在国家卫生服务系统框架内,有一定财政支持和经过培训的人员,还要有一定的规章制度,对输血服务系统经常进行独立的监督也是非常重要的。

  血液的价格要由政府与输血服务系统每年协商确定。这是保证服务的持续性的费用,包括检验费、工作人员工资、其他运转费用及成本。但对受血者来说,血液或血液制品应该是免费的,或由医疗保险系统负担。

  人们无法100%地保证血液未受HIV感染,但只要有政治承诺、良好的组织、足够的资金和处于低危险、自愿、无报酬的献血者,国家输血服务系统就能提供更安全的血液,使经输血感染HIV的机会降到最低。

艾滋病对中国的威胁

自1981年美国首次报告了艾滋病之后的不长的时间里，艾滋病几乎散播到了世界上的每一个角落。尽管亚洲的艾０滋病流行比欧美及非洲来得要迟，但专家预测，亚洲，特别是中国、印度和印度尼西亚这3个人口在1亿以上的国家，在不久的将来将成为世界上艾滋病病毒人数最多的国家。

1985年6月，一位由上海入境来华旅游的美籍阿根廷男子在西安出现高烧、腹泻等症状，在当地经采用多种抗生素治疗，依然效果不好。当医生与其家属电话联系后方得知，此人是艾滋病患者！ 这是在世界上最早报告艾滋病后的第4年，中国医生首次在中国境内目睹的艾滋病病例。

在此以后的3年里，我国又检出17名感染了艾滋病的外国人。1989年8月19日，负责云南省艾滋病监测工作的病毒科科长马瑛到地处中缅边境的瑞丽市戒毒所采得戒毒人员血样50份，检验结果使令人惊愕：28份呈阳性！ 艾滋病病毒感染率56%！ 1989年，我国共发现艾滋病病毒感染者172人，其中外国人23人、吸毒者146人、性病患者1人以及归国劳务人员2人。广东省随即发现15名流动献血员HIV抗体阳性。1996年7月7日—12日，在加拿大温哥华举行的第十一届国际艾滋病大会上，上海生物制品研究所报告了6份来自河南献血员的血浆感染了艾滋病病毒！ 上海也发现1例输血感染HIV病例！

中国艾滋病流行的开始是以1989年在云南吸毒人群中发现感染为标志，以后在沿海及大城市出现零星的经性传播的感染。现在，艾滋病病毒感染正在沿毒品贩运的路线扩散，此外，因输血或卖血浆造成的艾滋病病毒感染也十分严重。经性行为而感染艾滋病也将是流行的主要途径之一。

我国的艾滋病流行近几年来呈加速上升趋势。到1999年9月底，我国已有31个省、自治区、直辖市报告HIV感染者15088例，其中病人477例，死亡240例。据专家估计,目前全国艾滋病病毒感染实际人数已超过40万。从病例反映的情况来看,青壮年是艾滋病影响的主要人群。

我国医学专家呼吁迅速控制艾滋病在中国的蔓延,以避免艾滋病流行带来的严重后果。他们在向国务院提交的一份咨询报告中指出,控制艾滋病在吸毒、卖淫、同性恋等高危人群中的蔓延,是控制这一致死性传染病在全国蔓延的关键。

报告提供的统计数字显示,经注射毒品传播艾滋病是目前中国艾滋病的主要传播方式,在云南、新疆、广西、四川、广东等地的局部地区,已经出现了艾滋病病毒感染的爆发流行。目前,艾滋病病毒在吸毒人群中仍以惊人的速度扩散。

报告指出,艾滋病传播的另外一个主要途径是血液传播。统计资料显示,中国经供血感染艾滋病病毒的病例占总报告艾滋病病毒感染数的比例,在世界上,即使是在发展中国家,也是比较高的。尽管中国卫生部从1995年就要求每一份输血都要做艾滋病病毒抗体检查,但全国农村地区多数县级和县级以下医院尚没有能力对每一份血液都进行艾滋病病毒抗体检查。此外,通过性接触和母婴传播感染艾滋病病毒的人数也在增加。

专家在报告中指出,艾滋病的迅速蔓延将给家庭和社会造成巨大损失。中国预防医学科学院的一项研究表明,中国16.8%的艾滋病病毒感染者是5岁以下儿童的父母。这些儿童在未成年时就可能失去父母,无人抚养。患者因感染艾滋病而需要的医疗费用以及少创造的社会价值等也将造成巨大的社会经济损失。为此专家呼吁,学习世界上控制艾滋病流行的成功经验,尽快出台相关法规和政策,支持并保护各级艾滋病防治工作人员对卖淫妇女开展宣传推广避孕套和对静脉吸毒人群开展注射器交换以美沙酮替代维持的工作。他们还呼吁,强化安全血液供应的法制管理,明确职责,加大执法力度,保护病人的合法权利。中国正在全力阻断艾滋病经血传播的途径。中国卫生部正加紧制定规章,使单采血浆站的资格审批、设置、操作等得到有效监管,并将与警方联手打击非法采集、收购和销售血浆的行为。同时,

127

卫生部投入了9.5亿元建设血站。2001年出台的《中国遏制与防治艾滋病行动计划》规定：取缔违法采集血液和原料血浆点；到2002年底，对所有临床用血实行艾滋病病毒检测；85%以上的临床用血要由合法的采供血机构提供，不足部分由经批准的医疗机构自采自供；所有生产血液制品的原料血浆必须由合法的单采血浆机构使用机械采集。

国家药品监督管理局还决定，从2000年起不再批准新的血液制品生产企业，并对现有企业进行检查。卫生部和各省卫生行政部门已对单采血浆站进行了执业验收。

我国输血的安全水平在不断得到提高。通过实施一系列法律和管理办法，目前已形成无偿献血、血站设置审批和执业许可、血液质量检测、临床用血和责任追究的机制。

2015年，中国近50万人感染艾滋病，在中国所有艾滋病病毒感染者中约15%为15～24岁的年轻人，且年轻男性的感染率在上升。针对近年来，我国青年学生艾滋病疫情上升明显的趋势，2015年国家卫生计生委办公厅、教育部办公厅联合印发《关于建立疫情通报制度进一步加强学校艾滋病防控工作的通知》。该文件提出加强初中及以上各学段艾滋病专题教育、对高校和中等职业学校发放预防艾滋病教育处方，强调将预防艾滋病教育与性健康教育有机结合，将性道德、性责任、拒绝和预防不安全性行为作为教育重点。

防止艾滋病：全球行动

根据联合国艾滋病规划署2014年报告，截至2013年底，全球现存活艾滋病病毒感染者/艾滋病人（HIV/AIDS）3500多万人，平均每天新增6000人感染。全球3500万感染者，75%集中在15个国家，中国是其中之一。也就是说，从绝对数来说，中国是艾滋病感染人数比较多的国家之一。医学家经过研究已经发现艾滋病主要通过二条途径传播：不检点的性生活、血液和血制品接触。另外,生产期间母亲也可传给婴儿。

所以,得艾滋病的病人中,有的是生活放荡的人,有的是吸毒者(因为互相用注射毒品的针头而感染),也有无辜的受害者,比如在输血时由于针头不干净或者血浆里面本来就有艾滋病毒,在打针或输血时受感染。我们一定要建立使用一次性针头、一次性输液器的观念,杜绝医源性疾病的发生。

此外,1985年在法国发生了一件令世界震惊的事件。法国国家输血中心的负责人,将一批已经明知有艾滋病毒感染的血浆照样用来给病人输血,使许多被输血的病人,其中有许多是儿童,都感染上了艾滋病。这件事披露以后,受到全社会的强烈谴责。卫生部的官员引咎辞职,并给受害者大量赔偿。还有更加无辜的受害者是刚刚出生的婴儿,只因为他们的母亲感染了艾滋病,于是他们就成了最容易受艾滋病传染的人。

因为艾滋病为害的对象主要是青少年和儿童,艾滋病的流行将严重影响各国的经济发展,如大学留学生人数下降,生产部门减员,旅游者和外国投资者将避开艾滋病流行区等。同时大量的艾滋病病人还将给医疗保健带来沉重的经济负担,甚至当患者有种被社会抛弃的感觉时,逐渐形成反社会的人格倾向,肆意传播艾滋病,如通过性传播等。加上至今还没有研制出防治艾滋病的药物和疫苗,而艾滋病又在向普通人的生活领域侵犯,因而形成一种谈"艾"色变的气氛,以至人们将艾滋病看做是20世纪的瘟疫,并且引起国际性的忧虑。

面对着如此严重的威胁,世界各国都在迅速行动,要求像对付核武器的威胁一样联合起来共同对付艾滋病。世界卫生组织成立了国际艾滋病防治委员会,并制定了一个全球性防治艾滋病计划。

这个计划包括三个任务:防止艾滋病病毒的新感染;为已感染上艾滋病毒的人提供援助和医疗;联合各国和国际力量来全力防治艾滋病。这不仅是对全世界的挑战,更是世界医学史上的又一壮举。

科学研究表明,尽管艾滋病传播迅速,流行范围广泛,危害严重,死亡率高达100%,但对每个个人而言,只要生活检点、不吸毒、严格检测血源制品,受艾滋病病毒感染的机会是可以减少到最低程度的。

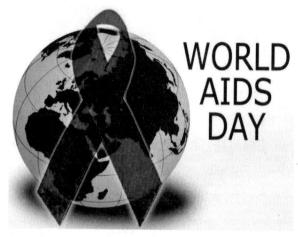

图6-6　世界艾滋病日宣传广告

　　"预防为主"是全球控制艾滋病的战略决策,而在预防上,通过宣传教育来改变人们的不良行为又占有重要的地位。30年前,很少人知道什么是艾滋病,世界上任何一部权威字典里也找不到AIDS一词,而现在它却成为全球最流行的词汇,从电视到杂志,从广告到衣衫上随处可见。特别是在目前还没有有效的治疗药物和疫苗的情况下,动员社会力量,大力普及有关知识,向人们宣传那些危险的生活方式和可怕疾病带来严重恶果的事实,帮助人们树立健康生活方式和性行为的正确观念,必定能大大降低艾滋病病毒的感染率。为了推动全球的艾滋病宣传教育工作,世界卫生组织将每年的12月1日定为世界艾滋病日。

　　艾滋病的防治已成为一项全球性战略任务,其范围之广、投入力量之大都是前所未有的。人们都殷切期待着早日遏制住这一瘟疫。

如何防治艾滋病

　　人们常说艾滋病引起一个人的免疫系统极度低下,那么,什么是免疫系统？什么又叫免疫系统极度低下呢？

人类生活在一个充满生机的生物界中，其中有形形色色的病原体不断对人类发动攻击，但是在大多情况下，人类能够成功地击溃这些病原体的进攻。这是因为人体内有一支强大的防御军团——免疫系统，它是人体的卫士，时刻警惕着，随时准备歼灭入侵之敌。

科学家们经过长期的观察研究后，才对人体防御军团的组成有了较全面的认识。人体的免疫系统主要由三种细胞所组成，即巨噬细胞、B淋巴细胞和T淋巴细胞。巨噬细胞是防御军团的哨兵，他具有吞噬能力，细菌、病毒等外来敌人入侵机体后，巨噬细胞立即会对这些不速之客发起进攻，将它们吞噬，并将入侵者的信息传递给T淋巴细胞。T淋巴细胞在组织机体的防御中起着重要的作用：当T淋巴细胞得到外敌入侵的信息后，马上分裂成许多的T4和T8淋巴细胞，T4淋巴细胞负责组织防御力量，它们一方面调动T8淋巴细胞去消灭入侵的细菌和病毒，另一方面又刺激B淋巴细胞进行分裂，产生抗体，进一步增强机体消灭外来之敌的能力，以维持正常的免疫功能。

可是，当人感染上艾滋病病毒以后，艾滋病病毒能巧妙地躲过机体的防御系统，并能在免疫系统的关键细胞群——T4淋巴细胞内定居下来。然后它就指导细胞产生更多的艾滋病病毒。这些新产生的病毒又侵袭其他的T8淋巴细胞和巨噬细胞，使它们肿胀以至死亡。

这样，艾滋病病人体内的T8淋巴细胞大量减少，再也不能指挥抗感染的战斗了，另一方面，T8淋巴细胞和B淋巴细胞也无法获得信息，从而失去了它们应有的保卫人体健康的功能，面对大量入侵的艾滋病病毒，既不分裂，也不产生抗体，患者身体里的整个免疫系统就丧失了战斗能力，这就叫免疫力极度低下。艾滋病患者在病毒的袭击下，体质逐渐减弱，失去抵抗疾病的能力，因此，常继发感染、产生肿瘤，身体一天比一天衰弱、消瘦，少则数月，多则数年就会死亡。这就是艾滋病患者不可避免的可悲结局。

艾滋病的潜伏期很长，一般为5～8年，有的超过10年。这种病死亡率极高,目前还没有治愈的药物和方法。但经过医学界的多年努力,目前有近30种抗爱滋病病毒的药物被批准上市。但是由于爱滋病病毒的遗传异质性和基因组的高度变异性,致使病毒对这些药物极易产生耐药性,使其临床应用受到很大限制。目前,以多种药物联合应用为特征的高效抗逆病毒治疗(俗称"鸡尾酒疗法")在一定程度上能增强持续抑制病毒复制的作用,缓解药物耐药性的产生。

2015年底,挪威一家制药公司宣布,他们在治疗艾滋病新药的研制方面有了全新重大突破。该公司发言人表示,新型药物的原理是先使用一种抗癌的药物将艾滋病病毒逼出来,然后用一种叫VACC-4x的疫苗激发病人体内的免疫系统,这些免疫系统中的T细胞会辨认并且杀死病毒。虽然这项研究暂时还是不能治愈艾滋病,但是表明人类在艾滋病治疗方面又向前迈进了一大步。

防治艾滋病重点在于预防,做好艾滋病的预防可采取一下措施:

(1)首先应该知道,艾滋病病毒主要存在于感染者的血液、精液、阴道分泌物、乳汁等体液中,所以通过性接触、血液和母婴三种途径传播。绝大多数感染者要经过5～10年时间才发展成病人,一般在发病后的2～3年内死亡。

(2)与艾滋病病人及艾滋病病毒感染者的日常生活和工作接触(如握手、拥抱、共同进餐、共享工具、办公用具等)不会感染艾滋病,艾滋病不会经马桶圈、电话机、餐饮具、卧具、游泳池或公共浴室等公共设施传播,也不会经咳嗽打喷嚏、蚊虫叮咬等途径传播。

(3)洁身自爱、遵守性道德是预防经性途径传染艾滋病的根本措施。

(4)正确使用避孕套不仅能避孕,还能减少感染艾滋病、性病的危险。

(5)及早治疗并治愈性病可减少感染艾滋病的危险。正规医院能提供正规、保密的检查、诊断、治疗和咨询服务,必要时可借助当地性病、艾滋病热线进行咨询。

(6)共享注射器吸毒是传播艾滋病的重要途径,因此要拒绝毒品,珍爱生命。

（7）避免不必要的输血、注射、使用没有严格消毒器具的不安全拔牙和美容等，使用未经艾滋病病毒抗体检测的血液和血液制品。

此外，我们应该关心、帮助艾滋病病人和艾滋病病毒感染者，他们是疾病的受害者，应该得到人道主义的同情和帮助。家庭和社会要为他们营造一个友善、理解、健康的生活和工作环境，鼓励他们采取积极的生活态度，改变危险行为，配合治疗，有利于提高他们的生命质量、延长生命，也有利于艾滋病的预防和维护社会安定。

艾滋病威胁着每一个人和每一个家庭，预防艾滋病是全社会的责任。

第七章　血液与治疗

古老的放血疗法

放血疗法是一种历史悠久、流行范围广泛而且持续时间很长的治疗方法，现代治疗出现后，放血疗法成为了过去糟糕的医疗实践的代名词。既然放血疗法如此糟糕，但为什么它会在医学史上流行时间那么长呢？医生们是如何解释他们治疗的成功和失败的呢？当医史学家们考察放血疗法理论与实践的历史之后，他们惊奇的发现放血疗法与现代医疗实践之间竟然存在着许多的相似之处。

实际上，人们很难确定放血疗法起源于何时何地。现有资料表明，早在公元前2500年古代埃及的医生就曾使用过这种治疗方法。在埃及孟菲斯的金字塔内的壁画上，描绘了一个病人正在从脚和颈部放血。

古希腊著名的医学家希波克拉底（Hippocrates，公元前460年—前377年）也应用放血疗法治疗疾病。希波克拉底的体液病理学说认为，血液和身体内的其他液体构成人体的"体液"，体液维持适当的平衡，即为健康，若平衡被破坏，即为疾病。他认为，放血治疗可以祛除体液中过多的物质，改变体液的比例以及它们在机体内的分布，从而使受到阻塞和障碍的体液自由地流动。希波克拉底指出，炎症，尤其是胸膜炎、扁桃体炎适于采用放血治疗，以缓解呼吸困难和减轻疼痛。在西方，放血疗法作为一种调节体液平衡的方法被广泛采用，几乎一直延续到19世纪。

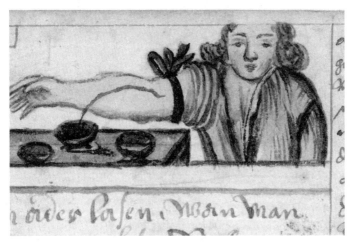

图7-1　放血疗法

我国传统医学也有放血治疗的记载。中医里所说的放血疗法是指用三棱针、粗毫针或小尖刀刺破穴位浅表脉络，放出少量血液，以外泄内蕴之热毒，达到治疗疾病的目的。中医学认为放血具有消肿止痛、祛风止痒、开窍泄热、镇吐止泻、通经活络之功效。

英国医史学家金·海伦（Helen King）认为，在相当长的历史时期里，放血疗法之所以能够成为一种流行的治疗方法，是因为它确实有一定的治疗作用，至少足以使人相信它是有效的，但是这并不是公众的盲目信仰。因为即使从现代医学的观点来看，放血疗法仍具有一定的治疗作用。例如，从日常经验中人们可以知道，如果某人患有高血压和严重的头疼症状，当他发生鼻衄后他会感觉好一些。尽管这种症状的改善只是一种暂时现象，但它与失血之间的联系则是勿庸置疑的。另一个例子是严重肺炎时，放血疗法可以改善病人的呼吸困难的症状。我们现在知道，肺炎导致肺组织产生大量分泌物，从而引起肺组织的通气量明显下降。在此同时，心脏泵出同样量的血液进入因炎症而减少了容量的肺组织，这又造成了肺组织那些正常部分的充血。在这种情况下，医生通过放血减少血容量也可以暂时性地缓解病人呼吸困难的症状。因此，希波克拉底提出呼吸困难是进行放血治疗的适当指征。

经验事实与医学理论解释相互印证，为放血疗法的"长治久安"奠定了稳固的基础。当然，这些理论随时代的变化而改变，前人的理论可能被后人抛弃，但放血治疗依然流行。例如，古希腊时代，希波克拉底的体液病理学为那些患多血症的病人放血提供了理论解释。17世纪，当时欧洲医学界的领袖人物、荷兰著名医学家布尔哈维又为放血治疗提供了新的理论解释。他认为，机体的炎症主要是因为血管的机械性阻塞造成的。而阻塞的原因可能来自三方面：一是血管的收缩，二是血液中某些粒子（血细胞）的影响，第三是血液变稠。由于血管阻塞，从而引起了病变部位的肿胀、发红和疼痛，这也是炎症的特征性标志。布尔哈维还推断机体的发热也与炎症造成的血管阻塞有关。人体发热时不仅体温增高，而且脉搏加快。脉搏加快反映了心脏活动量的增加，因此他指出，当排放一定量的血液之后，就可以降低发热的程度，因为放血减轻了心脏的活动。

18世纪，英国著名医学家居仑（William Cullen，1712—1790）对布尔哈维的炎症理论提出了重大的修改。他提出炎症并非是因为血液变稠，也不是由于所谓的血管堵塞，而是血管痉挛的结果。居仑的学生布朗（John Brown，1735—1788）发挥了老师关于炎症的血管痉挛学说，将疾病分为两大类，一类为亢进型疾病，另一类为虚弱型疾病，而治疗亢进型疾病的主要方法就是放血疗法。

19世纪以前，在体液病理学理论的支持下，放血疗法一直是医生治疗疾病的一种重要手段，甚至可以说是一种普遍采用的治疗方法。当时北美新英格兰地区最好的医生道格拉斯（William Douglass，1691—1752）对医生们随意采用放血疗法提出了批评，他说，医生们"始终如一的放血、催吐、发疱、通便，如果病情还持续，他们就重复这些方法，直至病人最后死去。"1799年，美国第一任总统华盛顿就死于这样大量、反复的放血治疗。

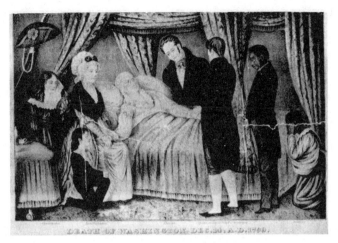

图7-2　油画《华盛顿之死》

　　直至19世纪中期以后，随着细胞病理学和细菌学的发展，医学家们终于弄清楚了炎症的本质和发生机理，作为治疗炎症主要方法的放血疗法逐渐退出了历史舞台。

　　现在看来，尽管放血疗法的各种理论都是缺乏足够的科学依据的推测，但它在治疗某些疾病中可能起到一定作用却是事实。实际上，现代医生们依然采用一些减少循环血液容量的方法，如脱水、利尿来帮助某些疾病患者，如中风的病人改善症状。回顾放血疗法的兴衰史，或许对我们认识和理解传统医学的理论与实践会有所帮助。

血清疗法

　　血清疗法的发明在20世纪初期曾引起过巨大的轰动。由于应用白喉和破伤风杆菌的抗毒血清能抵抗白喉和破伤风杆菌毒素，血清疗法被认为是治疗细菌感染的有效方法。这项方法的发明人，德国医学家冯·贝林（Emil von Behring，1854—1917），荣获了1901年首次颁发的诺贝尔生理学或医学奖。诺贝尔奖委员会的颁奖词高度评价了他"在血清疗法方面的工作，特别是应用于白喉方面。"并认为"他以这一项工作开辟了医学科学领域中的一条新路，从而给医生们一种和疾病与死亡作斗争的胜利武器。"

冯·贝林本来是一名军医，他在从事医疗工作的同时参加了一些研究工作，并取得了一定的成就，例如在1883—1889年曾发现碘仿虽不能杀死细菌，但能中和细菌所释放的毒素。军方发现他有研究才能，于是让他改做科学研究工作。1889年，他来到德国著名的微生物学家科赫（Robert Koch，1843—1910）的研究所从事微生物学和免疫学的研究，这也使他有机会和当时一些杰出的同行接触，例如，由于提出"侧链说"和发明"606"而誉满全球的医学家艾利希；1883年确定白喉杆菌是白喉的病原体，并对白喉杆菌的细菌学做了大量工作的吕弗莱；1888—1890年证明了引起白喉发病的是白喉杆菌的毒素而不是杆菌本身的鲁克斯（Émile Roux，1853—1933）和耶辛（Alexandre Yersin，1863—1943）等。

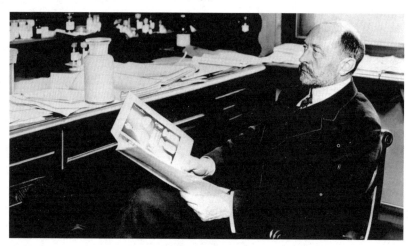

图7-3　冯·贝林

应当指出的是，冯·贝林的许多工作是和日本微生物学家北里柴三郎（1853—1931）一起完成的。在科赫研究所，冯·贝林结识了北里柴三郎。这位日本学者精通中国古代医学。他和贝林共同探讨，结为好友。他们设想，病菌能产生毒素，毒害人和动物，那么就一定会有一种能攻毒的抗毒素。这种思路据说是受到中国古代的"以毒攻毒"原理的启发。另一方面英国外科学家李斯特（Joseph Lister，1827—1912）在当时因为解决了消毒问题而使外科手术得以顺利进行，冯·贝林受到李斯特这一重大成就的启示，试图找到一种体内"消毒剂"以便将侵入体内的细菌毒素无害化。与此同时，伯利格（Ludwig Brieger，1849—1919）与佛朗格尔（Albert Fraenkel，1848—1916）分离出伤寒菌毒素和破伤风菌毒，对他也起到了深刻的影响，他们从白喉杆菌培养物中制备出一种"毒素性白蛋白"物质，以适当量给豚鼠注射，可保护其不受白喉的感染。为检验这一假想，他们采用给动物注射破伤风杆菌来寻找体内是否能产生抗毒物质的实验。在经过了300多次试验后，他们最终发现，把曾经感染过破伤风杆菌而依然存活的动物的血清，注射给刚感染破伤风杆菌的动物，可以预防破伤风病症的发作。这一事实成功地指出，耐受过破伤风的动物血清中有着对抗破伤风毒素的抗毒素，它能中和毒素，使之失效，这在医学上被称为"抗毒素的被动免疫。"为此，冯·贝林成为免疫学血清治疗法的创始人。

1880年，冯·贝林继续用以毒攻毒的原理去消除白喉杆菌毒素。白喉杆菌为染色不匀的革兰氏阳性杆菌，侵入人体咽部黏膜后，在表层组织繁殖形成菌落。整殖过程中所产生的外毒素对细胞有强烈的毒性作用，咽部组织炎症、坏死与渗出。渗出物质及坏死上皮细胞及细菌凝结成本病所特有的灰白色假膜，假膜范围越大，毒素吸收越多，病情越重。毒素入血产主全身中毒性病变如心肌炎、周围神经髓鞘变性、肾脏间质性病变、肝脏脂肪变性等。冯·贝林将白喉杆菌注射到豚鼠身上，使它们患白喉病，然后注射不同毒性的药物进行治疗。结果，大量豚鼠死亡，仅有两只豚鼠活了下来。紧接着，他注射比前一次剂量更大的白喉杆菌，没有发现这两只豚鼠有不正常反应。他又把从白喉杆菌中分离出来的剧毒白喉毒素注射到这两只豚鼠身上，结果还是没有发现任何异常现象。

从这些实验结果中不难发现，在这两只耐受白喉杆菌的豚鼠体内，确实产生了一种能中和毒素的抗毒素，从而使它们的心脏不再受白喉毒素的麻痹。为了证明这种白喉抗毒素存在于耐受白喉杆菌的动物血清里，冯·贝林又进行了一系列的试验。他选出一只耐受白喉杆菌的豚鼠和一只未耐受白喉杆菌的豚鼠，从它们身上抽取一定数量的血，并分别分离出血清。将这些血清混合白喉毒素后分别注射到另两只正常的豚鼠上，出现的结果是一只存活，另一只则死亡。

为了从动物身上取得更多含有白喉抗毒素的血清，冯·贝林在许多动物身上进行了反复试验，最后在羊身上找到了大量含抗毒素的血清。

尽管破伤风抗毒素血清不能挽救患破伤风的病人，但是，动物的白喉抗毒素血清能不能用来治疗白喉呢？冯·贝林并未放弃这种想法，他和北里柴三郎进行了试验，得出了肯定的结论。在他们的论文发表后仅一年多的时间，柏林的盖斯林在1891年圣诞节之夜就用白喉抗毒素血清，第一次救活了一位病童。据柏林的一家医院报告，病死率从48%降到13%，以后又有继续下降。由于白喉是当时造成儿童死亡的主要疾病，因此，"血清治疗"这项独特的成就，轰动了全世界。为此，冯·贝林与一位法国医生分获法国医学院的奖金，冯·贝林和北里柴三郎的研究也做出了理论上的贡献。他们为免疫动物血清中这种物质创造了"抗毒素"的名称，即把它注射给正常动物时，就能使该动物获得免疫力。以后，根据他们的建议，某类抗体这一更普通的概念出现了。

1901年，由于冯·贝林在抗毒素血清治疗，特别是运用血清治疗法防治白喉和破伤风等疾病方面的功绩，他获得了第一次设立的诺贝尔生理学或医学奖。当时传染病是对人类健康威胁最大的一种疾病，而且没有有效的治疗方法。血清疗法给当时的传染病治疗带来了极大的鼓舞，在化学疗法和抗生素出现之前，医生们曾经在相当长的时期里指望用血清疗法解决其他传染病地治疗问题。这也成为冯·贝林荣获诺贝尔生理学或医学首次奖的原因。虽然冯·贝林当时的资历和声望都比科赫与艾利希低，但他获得诺贝尔奖却比他的老师（科赫是在1905年因研究结核杆菌而获得诺贝尔奖的）和同事（艾利希是在1908年因免疫学方面的成就而获得诺贝尔奖的）都早。

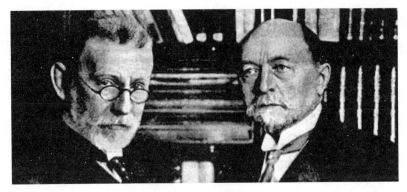

图7-4　冯·贝林与艾利希

冯·贝林以及北里柴三郎的血清治疗为征服传染性疾病提供了一种重要依据。但是,生产白喉抗毒素的方法最初是很不理想的。直到埃尔利希设计出了测量血清中抗毒素含量的定量方法,并且解决了大量生产白喉抗毒素的技术问题后,血清治疗才成了对付疾病的普遍有效手段。

人工血液的发现

随着医学事业的不断发达,临床上对于血浆和血液分离制品的需要量也越来越大。目前,进行心脏手术时使用的人工心肺机,需要充填二三千毫升的血液。各种复杂的大型手术,都需要大量的血液做后盾。但是,仅靠献血机构和义务献血者提供的血液,远远无法满足临床上输血的需要。怎么办?科学家们希望通过开发和研制出各种血浆代用品来解决这一难题。

选择血浆代用品并不是一件简单的事情。理想的血浆代用品,必须具备疗效好、原料采源广、生产简便、性能稳定并能长期保存等特点。然而,早期研制出的各种血浆代用品都有一个共同的最大缺点:不具有血液中红细胞所特有的携带氧气的功能。为了研制出更好疗效的血液代用品,科学家们开始由血浆代用品的研制转为人造血液的尝试。但令人遗憾的是,在相当长的一段时间内人造血液的研制工作进展不大,关键问题是找不到类似于血液中血红蛋白的合适物质，来承担携带氧气的功能。

科学上一次偶然的机会，使得曾一度陷入困境的人造血液的研制工作"柳暗花明"，取得了实质性的进展。1966年，美国生物化学家克拉克（Leland C. Clark Jr., 1918—2005）发现，他在实验中将小白鼠浸入一种白色的溶液中，竟然不会溺死。这种白色的溶液是一种具有极其细微颗粒的氟碳化合物溶液。氟碳是制造原子弹的材料，由氟和碳两种元素组成。为什么小白鼠不会溺死？克拉克发现，原来氟碳具有一种特异性能，它溶解氧气的能力比水大15倍！因此，小白鼠可以浸在里面通过液体呼吸的方式生存下来。对于这项惊人的发现，各国科学家都对此给予了极大的关注。克拉克的最终目标是要发明人工血液，但一直未能成功。

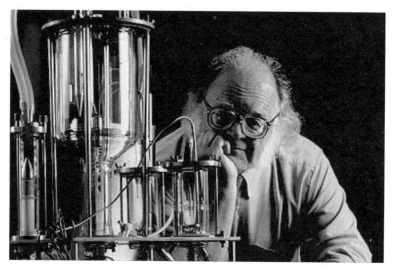

图7-5　克拉克

远隔重洋的日本造血研制专家内藤良一在得知克拉克的研究成果后，专程赶赴大洋彼岸的美国造访克拉克，向他请教这项发现的细枝末节。返回日本后，内藤良一便埋头致力于用氟碳化合物溶液作为具有携氧功能的人造血液的研究。

在用氟碳化合物作为人造血液的探索中，内藤良一面临着种种难以逾越的困难。首先，要设法克服化合物在人体内长期储留所引起的中毒。其次，要设法使它的颗粒非常微小，以免堵塞毛细血管，同时又要使它保留携带氧气和运送二氧化碳的能力。

有道是"苦心人，天不负，百二秦关终属楚"。历经12年的艰苦研究，内藤良一终于取得了世界上第一批合格的人工血液制品。首先，他在自己的血管内输入了50毫升具备携氧能力的白色血液，没有出现任何毒性反应。紧接着，参与研究的其他10名同事也都安全地接受了这种白色人造血液注射。谨慎的内藤良一又进行了一系列的试验，结果令人满意。1979年4月，氟碳化合物人造血液开始投入临床试用。在一例严重胃出血病人体内输入1000毫升人造血，结果证明效果良好，没有任何毒性反应。接着，用这种人造血来保存具有生命活力的离体肾脏，然后再将这种肾脏植入人体，也取得了成功。与此同时，在美国明尼苏达州的一所医院里，给一位手术后贫血的病人输入相当于全身血液量四分之一的人造血，也取得了很好的效果。

人造血液在一系列的临床试用中，取得了惊人的成功。仅仅一年时间，就有150名病危患者靠人造血液度过了险情。以氟碳化合物做原料的人造血终于让人们看到了胜利的曙光。

不过，目前这种氟碳化合物人工血液只能输送氧气和运走二氧化碳，仅能部分代替红细胞的功能。科学家们并不满足于已有的成功，他们的最终目标是研制出完全具有人体血液性能的人工血液。不过人工血液不是万灵丹，永远不可能替代真正的血液，仅能执行红血球的工作，无法执行天然血液的多重任务。人工血液也无法在体内持久，因此只能在紧急手术时救急，不是长期方法。人工血液也有潜在的安全问题，部分产品可能引起高血压，或导致中风和心脏停止跳动。

143

骨髓移植和干细胞治疗

骨髓是存在于长骨（如肱骨、股骨）的骨髓腔和扁平骨（如髂骨）的稀松骨质间的网眼中，是一种海绵状的组织。能产生血细胞的骨髓略呈红色，称为红骨髓。人出生时，红骨髓充满全身骨髓腔，随着年龄增大，脂肪细胞增多，相当部分红骨髓被黄骨髓取代，最后几乎只有扁平骨骨髓腔中有红骨髓。此种变化可能是由于成人不需全部骨髓腔造血，部分骨髓腔造血已足够补充所需血细胞。当机体严重缺血时，部分黄骨髓可被红骨髓替代，骨髓的造血能力显着提高。

红骨髓在扁平骨中，含有大量造血干细胞，并且能分化为各血细胞系统的祖细胞（如淋巴系干细胞、粒系干细胞），再大量分化、增殖为各种原始和成熟血细胞：红细胞、白细胞和血小板等。最后，这些成熟的血细胞通过骨髓进入血液中，发挥各自的生理作用。骨髓是造血器官，也是重要的免疫器官。黄骨髓在长骨中，主要为脂肪组织，当人贫血时，它可转化为红骨髓。骨髓并非人们想象的"精髓"，在正常情况下人们的造血干细胞50%处于静止状态，50%的造血干细胞在完成造血功能后，仍然可保持原数量。

人体造血干细胞由于存在的部位不同，产生不同效能。一部分存在于干细胞池，是人体造血细胞再生的储备库，以适应和满足各种状态下造血的需要。另一部分存在于增殖池，这些细胞不断增殖更新，以弥补因细胞衰老或丢失所致的血细胞不足，维持人体血流平衡。

骨髓的造血能力极强，骨髓最高的造血能力可达到正常造血情况的9倍，只要保留骨髓的十分之一，就能完成正常的造血功能，所以少量骨髓捐献对人体没有什么影响。人体的造血组织有很强的代偿功能，当抽取部分骨髓后，造血干细胞会加快增殖，在一二周内完全恢复原来的水平。因此，捐献骨髓不仅不会影响自身的造血功能，反而使自身的造血系统得到了锻炼，更具备了生命的活力。

一般情况下，成年人的红、黄骨髓各占一半。其中长骨的两端，不规则骨和扁状骨的骨松质内始终是红骨髓，是成年人造血的主要地方。临床上为了检查人的造血机能情况，常做骨髓穿刺，抽取某些扁状骨的骨髓进行涂片检查，以帮助诊断和治疗对某些已确诊的血液疾病，如白血病等，如今可采取骨髓移植的方法铲除病根，挽救生命。骨髓是人体的造血组织，位于身体的许多骨骼内。红骨髓能制造红细胞、血小板和各种白细胞（包括粒细胞、淋巴细胞和单核细胞）。血小板有止血作用，白细胞能杀灭与抑制各种病原体，包括细菌、病毒等。某些淋巴细胞能制造抗体。因此，骨髓不但是造血器官，它还是重要的免疫器官。黄骨髓主要是脂肪组织，当人体贫血时，它可以转化为红骨髓。骨髓中的造血干细胞除了不断分化成熟，随时补充人体损耗的血球外，骨髓自身有损伤（如骨折、跌打损伤）时，亦能再生。若骨髓细胞不正常，就会导致"白血病""再生障碍性贫血"等血液疾病。

骨髓检查需要抽取骨髓标本，这听起来令人紧张，但大可不必害怕。骨髓穿刺一般是由有经验的医生和护士做的特殊穿刺检查，穿刺前会为病人进行认真的消毒处理，并严格按无菌操作规程进行操作。术前会给病人做局部麻醉，以减轻痛苦。

骨髓穿刺时，病人需要侧身卧床，医生会在病人的髂后上棘或髂前上棘选取适当的部位进行穿刺，一般只抽取极少量的骨髓。这不会使病人的骨髓量有明显减少，也不会影响病人的骨髓造血功能。抽取的骨髓标本一般需要立即做涂片处理或抗凝处理，以便进行各种化验检查。

骨髓移植是指将他人的骨髓植入病人的体内，使其生成繁殖，重建免疫和造血系统的一种治疗方法。骨髓移植分为自体骨髓移植与异体骨髓移植，异体骨髓移植又分为血缘关系骨髓（同胞兄弟姐妹）移植与非血缘关系骨髓（志愿捐髓者）移植。

造血干细胞移植的原理与骨髓移植完全相同，其有效成分都是造血干细胞，只是采集的方式不同。骨髓移植，要在局部麻醉下，经过多次骨穿，从骨腔中抽取数百毫升骨髓混合液，然后采集造血干细胞输入患者体内。造血干细胞移植是采用促使造血干细胞从骨髓中释放到外周血液中的方法，通过血细胞分离机采集，从外周血中采集造血干细胞约50毫升，其余的血液回输体内，由于进出平衡，方法又简单，对供者很安全。

骨髓移植是指把骨髓细胞从一个人体内移植（一般是通过静脉输入）到另一个人体内。确切地说，"骨髓移植"应该叫做"造血干细胞移植"。造血干细胞是人体内所有血细胞的"种子"，血液中的红细胞、白细胞（包括粒细胞、单核细胞、淋巴细胞）和血小板等，都是由它经过多次分化发育而来的。造血干细胞能自我复制（即产生新的造血干细胞），进行自我补充。因为采集的造血干细胞都来自骨髓中，所以习惯仍然称骨髓移植、骨髓捐献与骨髓库。

实施造血干细胞移植的先决条件是为患者寻找HLA（人类白细胞组织兼容性抗原）配型完全一致的供者。这种相合的概率在有血缘关系的兄弟姐妹中是四分之一，在非血缘关系中仅占四百分之一至一万分之一，因此骨髓库的骨髓供者资料起码应在10万人份以上才具有实际意义。而我国大陆自1992年建立中华骨髓个人配型资料库以来，志愿捐献者才2万人左右，至今尚无一例配型成功。对于拥有13亿人口的中国，这个数字不仅无济于事，而且令人汗颜。

世界上非血缘关系骨髓供者登记资料最多的是美国，为450万人份，欧洲为370万，人口仅2000多万的中国台湾，慈济骨髓捐献中心的登记资料已有20多万份，是目前亚洲最大的骨髓库。

造血干细胞移植的过程

第一步，对白血病患者先进行超大剂量化疗和放疗。主要目的是最大限度杀灭患者体内的白血病细胞，全面摧毁病人体内正常的造血功能和免疫功能，使免疫细胞不能攻击植入的异体细胞，为新植入的细胞提供生存空间。

第二步，将正常人捐献的造血干细胞输入白血病患者体内，让白血病患者恢复造血功能和免疫功能达到治愈疾病的目的。

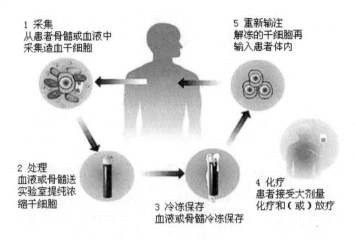

图7-6 骨髓移植过程图

20世纪70年代,骨髓移植技术逐步成熟,众多白血病、某些恶性肿瘤和血液病患者得到救治,大约50%～70%的急性和慢性白血病患者可以长期生存。

骨髓移植是从20世纪50年代逐渐发展起来的一种医疗技术。1955年,托马斯(Edward D.Thomas,1920—2012)成为哥伦比亚大学附属玛丽·伊莫金·巴塞特医院(Mary Imogene Bassett Hospital)的主治医师,并开始研究造血干细胞的问题。1957年,托马斯在《新英格兰医学杂志》(*New England Journal of Medicine*)上发表了关于人造血干细胞移植的第一篇论文,开启了造血干细胞移植的先河。1959年,托马斯小组对两名晚期白血病患者进行了同卵双胞胎之间的骨髓移植,两名患者的造血功能得到恢复,白血病好转。虽然6个月后两人的白血病复发,但初步的成功使托马斯确信骨髓移植对晚期白血病缓解具有一定疗效。

20世纪60年代至70年代后期,托马斯及其领导的研究团队,克服了多重困难,在造血干细胞移植方面取得了明显的进步,骨髓移植对白血病的治疗效果也在逐步提升,至20世纪70年代末成功率已提升至50%。随着对 HLA 理解的深入和抗原鉴定技术的改善,托马斯开始考虑在非血缘关系间进行造血干细胞移植。此时一位晚期白血病患者,由于未找到合适的

147

HLA 配型亲属而迟迟无法进行造血干细胞移植，巧合的是，托马斯研究所的一位技术员恰好和该患者的 HLA 配型相同并自愿捐献骨髓。随后移植被成功实施，尽管该患者在移植后 2 年复发，但至少证明了非亲属间骨髓移植的可行性。这次成功也促使托马斯开始考虑建立全国骨髓捐献库的可行性，通过储备大量正常个体的骨髓以利于筛选到与患者 HLA 配型相同的骨髓。

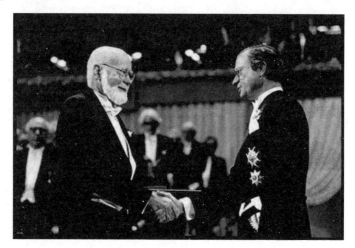

图7-7　托马斯荣获1990年诺贝尔生理学或医学奖

1990 年，托马斯和肾脏移植专家默里分享了诺贝尔生理学或医学奖。他是因临床研究成果而获奖的少有的几位医学家，因为自20世纪50年代之后，该奖几乎都是授予那些从事基础科学研究的科学家。诺贝尔奖评选委员会认为，他们的贡献"对于成千上万重症病人具有关键性意义，当其他治疗方法无效时，器官移植可将疾病治愈或显著延长患者生命，同时过正常人生活"。

结　语

　　血液是神奇的，她是生命中奔流不息的河流；血液是美妙的，那些晶莹、鲜红的细胞就是跳动在生命交响乐中的音符，演奏出吐故纳新、保卫躯体的乐章；血液是宝贵的，因为她不仅是维持个体生命的基础，而且也是拯救他人生命的希望。本书从大量历史资料中，选择出若干人物和事件，勾勒出人类对血液从盲目崇拜到经验观察和思辨推理，再到科学考察和实验研究的轨迹，展示了人类对血液漫长而曲折的认识历程。

　　血液是神奇的，但并不是神秘莫测的，现代生命科学已对血液的功能有了充分的了解，能通过观测血液中的细微变化来判断人体疾病的发生、发展情况。血液是美妙的，但并不是完美无缺的，当血液细胞敌我不辨时，会对自己发动攻击，它过度地增殖又会导致机体灾难性的疾病。输血能挽救一些病人的生命，然而，人们又可能因为输入了被污染的血液而感染上一些可怕的疾病。

　　血液是神奇的，我们在此只不过是从人类认识血液、利用血液的漫长历史中，采撷了一些片段，期望读者藉此能进一步增加对血液的了解。

149

后　记

　　本书2002年曾由上海科学技术出版社出版。本书出版后获得了读者的好评，并获得中宣部、科技部等七部委颁发的第五届全国优秀科普作品奖。去年10月湖北科学技术出版社领导来京洽谈将本书收入《中国科普图书大奖典藏书系》，著者对出版社关注出版于十多年前的科普小书倍感欣慰。不过著者也感到十多年前的科普著作在有些内容上需要有所调整和增补，当代医学的发展日新月异，例如当时还认为是不治之症的艾滋病等，现在已经有了较好的预防和治疗方法，患者的生命显著延长。此外，为了便于读者更加清晰地了解血液学、血液病诊断治疗的进展，修订时作者增加了一些图表和大事年表。本书在图片上更加突出了历史图片的内容，删去了少数重复性的临床诊疗技术方面的图片，增加本书的可视性和可读性。本书原作者之一梁永钰因出国多年已在其他部门工作，故没有参加修订稿的工作。虽然修订稿已关注血液学领域的最新进展，但毕竟因时间、内容以及著者眼界的局限，必然还有疏漏与舛误之处，敬请读者给予批评与指正。

作　者

2016年2月22日